脳卒中患者だった理学療法士が伝えたい、本当のこと

小林 純也

三輪書店

ご挨拶——脳卒中経験者の主観を理解することで、みえる世界

皆さんには、大切な人はいますか?

家族、友人、恋人……。

どんな人にでも、一人は思い浮かぶと思います。その人のことを、できるだけリアルに思い出してみてください。目を閉じて、その人との思い出をできるだけリアルに、思い出してみてください。

いくつ思い出せましたか?

楽しかった思い出、つらかった思い出、その人の笑顔、泣き顔……、いろいろな場面が頭の中で再生されたと思います。そんなあなたに、ひとつのお願いです。

思い浮かべてください。

あなたの大切な人がある日突然、脳卒中になってしまったら?

身体の半身が動かせず、言葉も自由に発することができず、人格さえも変化してしまったら?

突然襲われた障がいに、戸惑い、傷つき、悲しみのどん底に落とされたとしたら。
あなたは、何をしてあげられますか？
そして今、あなたの心の中に浮かんだ言葉を次の欄に書き込んでみましょう。

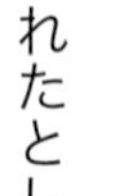

はじめまして。**脳卒中患者だった理学療法士**、小林純也です。

この度は数ある書籍の中から本書を手に取ってくださり、誠にありがとうございます。医療・介護職の人や学生さん、脳卒中を経験された人やそのご家族……、さまざまな背景や理由があり、この本を手に取ってくださったことと思います。

そんなあなたに、突然ですが、質問です。脳卒中患者さんの治療をしていたり、介護をする時に、うまく結果が出ず、

「こんなに考えているのに……」

「高次脳機能障害があるから」

「認知症があるから」

「維持期だから」

ついこう思ったことはありませんか？

本当はそんな言葉で片づけたくないけれど、うまくいかない理由をついつい患者さんに向けてしまう。その時は心の折り合いがついたとしても、決してスッキリはしませんよね。

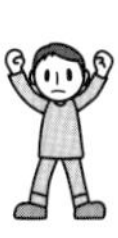

諦めが滲んだそんな気持ちになるのには、**たったひとつの理由**があります。

何だと思いますか？

それは、**脳卒中経験者が何を考え、何を感じているかが理解できないから**です。

考えてもみてください。われわれ医療・介護職者は志あってその道を選びましたが、大半の人は、実際に脳卒中経験者と触れ合うのは実習の時が初めて。理学療法士の場合、3〜4年制の学校に入学してから、2〜4年が経過してからです。当然、今までにみたこともない脳卒中経験者を目の当たりにして少なからず戸惑いが生じます。すると、心の中で無意識のタグづけが行われます。

健常者と**障がい者**

セラピスト（学生含む）と**患者**

というふうに無意識に線引きしてしまうのです。

しかしそれは、あなたが悪いわけではありません。

たとえば、私は英語が苦手です。街中で急に強面の外国の人に声をかけられたら、戸惑ってしまいます。それは、それまでの人生の中で外国の人と触れ合う機会が圧倒的に少ないから。帰国子女や幼少期から外国の人と触れ合う機会が多い人なら、なんの躊躇も戸惑いもないですよね？　人間は、自己防衛のためにさまざまなものを分類して生きているのではないでしょうか。もしそうだとしたら、あなたが無意識に脳卒中経験者をタグづけしてしまうことは、ある意味しかたがないことといえます。

悪いのは育ってきた環境や学校教育のせい。そう割り切ってしまうこともできますが、それではあまりに寂しい。そこで、本書の出番です。

あなたは、脳卒中になったことはありますか？　おそらく、大多数の人は「いいえ」と答えると思います。でも、私にはその経験があります。

幸いにも（?）、急性期にはさまざまな障がいを負いました。運動麻痺、感覚障害、運動失調、高次脳機能障害……。

そんな脳卒中経験者の主観を、皆さんに疑似体験していただければ、その隔たりを埋めることができるのではないだろうか？　そんな想いで、本書を書き上げました。

Part 1では、夢に燃える23歳だった私が脳卒中となり、紆余曲折を経て理学療法士を志すまでが書いてあります。当時のことを書くのはなかなか恥ずかしい作業でしたが、その頃の私の心情を綴ることで、脳卒中経験者の心の葛藤をご理解いただけました

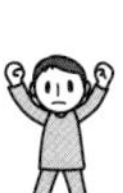

ら幸いです。

Part 2は、脳卒中経験者兼理学療法士となった私が日本全国で講演させていただいている内容を、初めて書面でお伝えします。私が自らの体験から導き出したワークショップにより、脳卒中によって引き起こされるさまざまな障がいを擬似体感できる内容となっています。そして、患者さんの主観の大切さを感じていただき、日々の臨床や介護に活かしていただくことを目的としています。

また、私はさまざまな脳卒中経験者さんと関わる中で、回復期リハビリテーション病院を退院してからも運動機能が向上する人々や、障がいの重症度にかかわらず生活範囲が狭くならなかった人々にいくつかの共通点があることに気がつきました。その**三つの共通点**についても、話をさせていただいています。もちろん私の体験がもとになっていますので、すべての人に共通することではないかもしれません。それでも、ひとつの助けになると自負しています。

✓ 脳卒中経験者の障がいを体感し、日々の臨床・介護の場面で活かしたい
✓ 脳卒中経験者と良好な関係を築きたい
✓ 脳卒中患者の笑顔を、少しでも多くみられるようにしたい

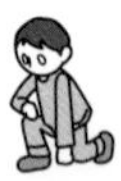

ひとつでも当てはまった人は、ぜひ読み進めていただけたら幸いです。本書が、臨床や介護場面で脳卒中患者さんと関わるあなたの一助となりますことを、心から願っています。

小林　純也

目次

chapter 3 運動失調の本当

chapter 4

高次脳機能障害の本当 …… 212

chapter 5

患者の心の中の本当 …… 233

part 1

患者となった僕が伝えたい、本当のこと

prologue

挫折を経験した、すべての人へ

人生において、挫折を味わったことのない人はいないのではないでしょうか？　恋愛・勉強・仕事……。多かれ少なかれ、それぞれの喪失体験を繰り返し、それでも人生を進めてきたはずです。涙したこと、唇を噛み締めたこと、人それぞれ、思い浮かべる場面があると思います。


脳卒中は、大切なものをある日突然奪っていきます。

自由という、とてもとても大切なものを。

身体が自由に動くなんて当たり前すぎて、その大事さを顧みることもなかった。動けなくなって、初めてわかった。日々の日常は、決して当たり前なんかじゃないんだ。当時は動けない自分が嫌いで嫌いで、どうしようもなかった。障害をもっていることを隠

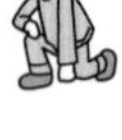

して生きたかった。

でも、10年経った今では、この右半身は私の誇り。脳卒中を体験したことは、私の強み。心からそう思います。

障害やコンプレックスは、自分の強みへと変えることができる。

身をもって、そのことを感じました。それが、ｐａｒｔ１で私がお伝えしたいことです。脳卒中は私から自由を奪っていきましたが、代わりに誇りを与えてくれました。また、かけがえのないたくさんの出会いもくれました。信じていただけないかもしれませんが、私は病前の人生よりも現在の人生のほうが大好きです（ナルシストではないですよ、あしからず）。

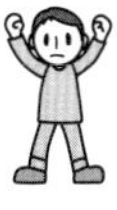

chapter 1

入院中の本当

世界が変わった日

今から約12年前、僕は23歳。今まで自分一人で決めた明確な夢なんてなかった。もともと格闘技を観るのが大好きで、キックボクシングやらボクシングやらを観に、後楽園ホールに足繁く通うような青年だった。

たまたま、好きなキックボクサーがあるボクシングジムに通っていると知り、そこが職場と家の間にあったこともあり、軽い気持ちで門を叩いた。

先生と呼ばれる七十代の白髪の男性が、興味なさげに案内をしてくれ、軽く練習をさせてもらうことになった。シャドーボクシング、サンドバッグ、ミット打ち……。そのすべてが新鮮で、とても楽しかった。1時間弱の体験練習を終え、先生はいった。

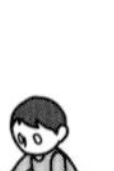

「お前なら、黙っていても日本チャンピオンにはしてやる。そこから先は、努力次第だ」

入会者を引き止めるためのお決まりの口上かとも思ったけど、ただ単純にうれしくて、その日のうちに入会を決めた。そして毎日、仕事の後や休日に足を運び、どんどんのめり込んでいった。先生は、ジムの合鍵を渡してくれて、「いつでも使え」といってくれた。お世辞にも綺麗とはいえないジムは、逆に幻想を膨らませた。ほどなくして、「プロテストを受けてみるか」といわれた。先生やトレーナーからしたら、経験を積ませておこうという考えだったのだろう。それでも、根拠のない自信があった。プロボクサーとのスパーリングでは、大変だったけど怖さよりも楽しさが勝っていたから。ボクシングは、ようやくみつけた夢。そう心から思えるようになるまで時間はかからなかった。ジムでの練習以外にも、身体を鍛える時間が増えていった。

仕事が休みのある日。仕事の疲れと筋肉痛とで首と肩が重かったけど、いつものとおり電車に乗りジムへ向かった。ついつい寝過ごしてしまい、一駅先の駅で折り返す。

「疲れてるな～。今日は軽くしとこう」

雑居ビルの中のエレベーターに乗り、扉が開くと目の前にジムの入口がある。この瞬

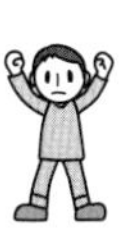

間の、ワクワクする感じが大好きだった。汗とワセリンの交ざった独特な匂いの中、着替えを済ませ、シャドーボクシングを始めた。「シッ!シッ!」ジャブに合わせて、一丁前に破裂音を出して腹筋を締める。ほどよく身体が温まってきた、その時だった。

沈む身体と、消えた音

シャドーボクシングとは、鏡の前でフォームをチェックしたり、一人で仮想の相手と戦う練習方法のことだ。その日はリングの上で行っていた。首と肩の重さはどこかへ消え、軽快にステップを踏む。

『調子が出てきたな』そう思った矢先、急に自分の右半身が沈んでいく。動かそうにも、糸の切れた操り人形のように動かない。言葉では説明しにくいが、右側の身体の輪郭が薄れている。

『お!? 何だ?』思ったのも束の間、今度は音が聞こえなくなった。聞こえるのは、自分の荒い息づかいと、心臓の鼓動だけ。目もぼやけ始め、何がなんだかわからなくなった。

『なんだかわからないけど脱水かもしれない。早く水を飲まなくちゃ……!』

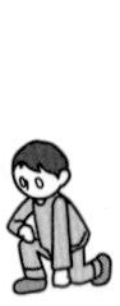

ジムには、脱水予防のためリングサイドに手持ちの水と、ウォーターサーバーが常備されている。僕は重い右半身を引きずりながら、左手でリングロープをくぐり、身をよじって、ロープに左半身をもたれかからせながら、なんとかウォーターサーバーの前まで移動した。『よかった。助かった』そう思った瞬間。

視界が真っ暗になり、意識を失った。

2005年11月9日。僕は、脳梗塞になった。

天に向かってゲロを吐く

後から聞いた話だと、僕がいきなり倒れたのでジムのトレーナーも脱水かと思ったらしい。でも、顔に水をかけたり、叩いたりしても、僕の反応は「う……、あ……」程度。のちにお見舞いに来てくれたトレーナーは「死んだかと思ったよ」と苦笑いを浮かべていた。一度、目を開けた時のことは今でも覚えているが、水中で目を開けたようにぼやけた世界の中、トレーナーの「小林！　おい！　しっかりしろ！」という声が響いていた。

そこからのトレーナーの判断はとても迅速で、すぐに救急車を要請。発症後、30分ほ

ど で、近くの救急病院に担ぎ込まれたらしい。脳卒中治療は、時間との勝負（10頁「ちょっとブレイク」参照）。それを考えると、トレーナーは僕の命の恩人だ。

次に目を覚ました時は、病院のストレッチャーの上。ぼやけた視界の中で、沈痛な面持ちの先生と張り裂けそうな顔をした母親がいた。何がなんだかわからなかったけど、『先生に謝らなくちゃ……』と重い頭を上げ、上半身を起こそうとした。その瞬間、「じっとしていてください！」僕の身体は看護師さんに物凄い力で押さえつけられ、頭部を固定された。

『なんなんだ、この人。人が謝ろうと思っただけなのに』状況が飲み込めなかったけど、なんとか謝ろうと試みた。視線を先生へ向け口を開く。

「う……ぁ」

言葉が出てこない……！　しゃべろうと思っている言葉は浮かぶのに、頭の中で散らばり思いどおりの音が出てこない。何度か繰り返すうちに言葉の代わりに、涙がこぼれてきた。母の顔も、どんどん悲痛なものになってくる。

『これじゃいけない。気持ちを落ち着かせるんだ』

散らばっている言葉を丁寧に拾い集め、深呼吸をして、ゆっくりと「ご…め……ん…

なさ……い」といった。

　母の「あんたは、こんな時にまで……!」という泣き顔をみながら、再び意識を失った。次に目を覚ましたのは、手術室のようなところ。「のような」というのは、僕もここがどこかわからず、テレビでみたことのある手術室にイメージが似ていたから。手術着っぽい服を着た複数の人と、いくつかのモニターがあった。まだ目はぼやけていてよくわからなかったので、顔を起こしてみた。「動かないで!」僕の頭は、今日2回目の急降下を経験した。少しも動いちゃいけないくらい危険な状態なら、もう少しやさしくしてほしい。少しずつゆっくりと顔を動かし、モニターをみる。血管の中なのか何なのか、よくわからないけど、赤黒い、気持ちの悪い映像が映し出されていた。後で聞いた話だと、僕の太ももの血管からカテーテルという管を入れ、首の血管を通って進んでいき、頭の血管の中を検査していたらしい。

　冷たくて細長い物が身体を貫通している感覚があった。映像が動くたびに、どうしようもなく気持ちが悪くなった。何度か耐えていたが、胃から熱い物がこみ上げてきた。

『うっ、やばい!』

　頭を動かせない僕は、仰向けのまま嘔吐してしまった。顔一面に広がるゲロの感触。

『最低だ…』
絶望とともに、再び意識を失った。

ちょっとブレイク

脳卒中治療は時間との戦い

脳卒中の治療は、まさに時間との戦いです。特に脳卒中全体の約70％を占める脳梗塞では、「t-PA（アルテプラーゼ）という有効な血栓溶解剤が存在します。簡単にいうと、これは脳の血管に詰まった血栓を溶かすことのできる薬で、詰まりを短時間のうちに取り除くことで、その血管が栄養している細胞を救うという効果の高い治療法です。しかし、副作用として脳出血を起こす危険があることから、使用できるのは発症から4、5時間以内と定められています（**図1**）。治療まで4、5時間ですから、発見・搬送・診断・方針決定・治療開始という流れを考えると、より早期の救急搬送が必要となります。

あなたの家族や友人がもし脳卒中になってしまった時、より早く病院に連れていくことができるように、早期発見に重要な「ＦＡＳＴ」というチェックポイントをご紹介し

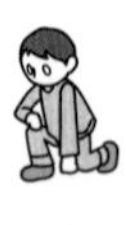

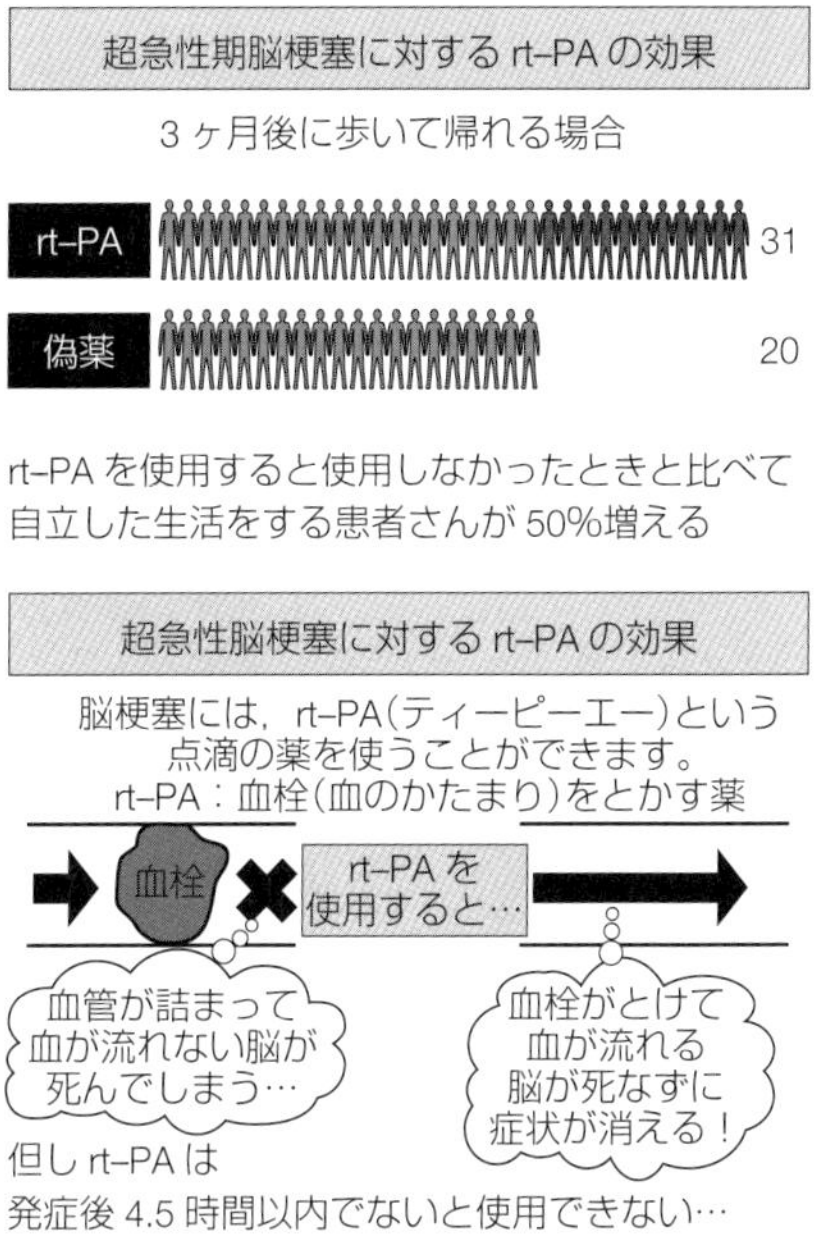
超急性期脳梗塞に対する rt–PA の効果
3 ヶ月後に歩いて帰れる場合
rt–PA
31
偽薬
20
rt–PA を使用すると使用しなかったときと比べて
自立した生活をする患者さんが 50%増える
超急性脳梗塞に対する rt–PA の効果
脳梗塞には，rt–PA(ティーピーエー)という
点滴の薬を使うことができます。
rt–PA：血栓(血のかたまり)をとかす薬
血栓
rt–PA を
使用すると…
血管が詰まって
血が流れない脳が
死んでしまう…
血栓がとけて
血が流れる
脳が死なずに
症状が消える！
但し rt–PA は
発症後 4.5 時間以内でないと使用できない…

図 1　脳梗塞治療法「rt–PA」（文献 1）より改変引用）

ます。これは米国脳卒中協会が提唱する脳卒中の発症時に現れやすい症状と発症時刻の頭文字(face：顔面麻痺、arm：腕の麻痺、speech：言葉の障がい、time：発症時刻）を合わせて作られた造語で、徴候を見逃さず発症時刻を確認して速やかに救急車を呼ぶことの重要性を表しています（**図2**）。

国立循環器病研究センターでは、症状が出現してから遅くても2時間以内を目安に、可能なかぎり速やかに病院を受診することを推奨しています。特にご高齢の人に多いのですが、身体の不調を感じた際に「とりあえず寝て、様子をみよう」とすることは危険性が高い行動であると言わざるをえません。身体の不調を感じたけど、一晩寝て様子をみようとしたらそのまま亡くなってしまった人や、重度の麻痺を負ってしまった人の話を何度も耳にしたことがあります。ご高齢の人は、そもそも脱水に対する感受性が鈍いことや、一人で住まわれ、何日も他人と会わない生活をされている場合も多いと思われますので、注意が必要になります。

また、この薬は2005年10月に国内承認されましたが、本療法の実施率は全脳梗塞の5%前後と依然低い水準であることや、深刻な地域格差が存在することが指摘されています。事前にお住まいの地域で対応可能な病院を調べておくことも重要だと思います。

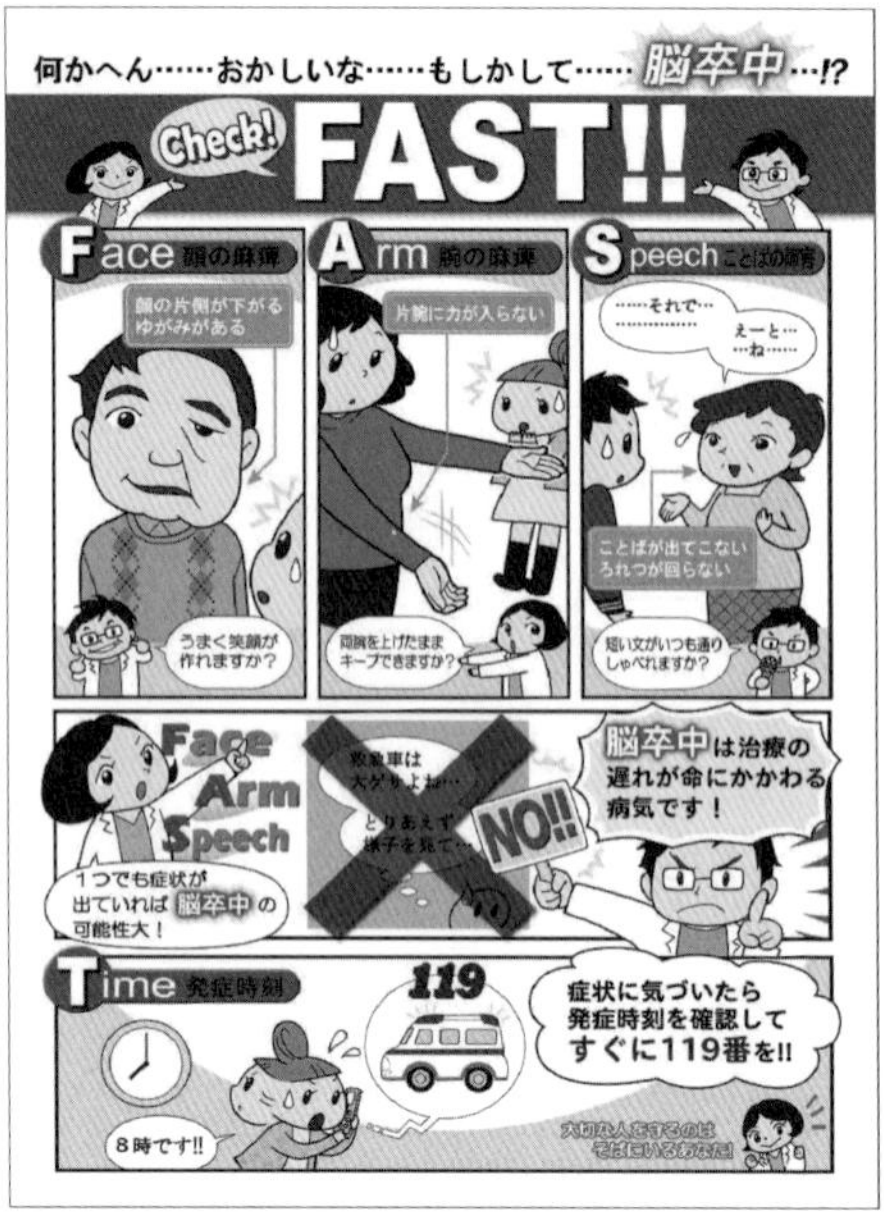
何かへん……おかしいな……もしかして……脳卒中…!?
Check!
FAST!!
Face 顔の麻痺
顔の片側が下がる
ゆがみがある
うまく笑顔が
作れますか?
Arm 腕の麻痺
片腕に力が入らない
両腕を上げたまま
キープできますか?
Speech
……それで…
えーと…
…ね……
ことばが出てこない
ろれつが回らない
短い文がいつも通り
しゃべれますか?
Face
Arm
Speech
1つでも症状が
出ていれば 脳卒中 の
可能性大!
NO!!
脳卒中 は治療の
遅れが命にかかわる
病気です!
Time 発症時刻
119
症状に気づいたら
発症時刻を確認して
すぐに119番を!!
8時です!!

図2　脳卒中早期発見に必要な「FAST」
（小中学生に対する脳卒中啓発手法の確立に関する研究　HPより引用）

暗闇のICU

『あれから、どれくらい経ったんだろう……』

暗がりの中で目を覚ました僕は、まだ状況が飲み込めずにいた。身体からはいくつかの管が出ていて、顔には酸素マスクが付いていた。ぼやけた視界で見渡してみると、暗がりの中にベッドがいくつか。そこには、当時の僕からしたら、生きているのか、死んでいるのかわからない人たちが、たくさんの管につなげられていた。

『自分も、その中の一人なんだ……』

絶望の中で、ただ泣いた。泣きながら意識を失い、起きては泣く。ゲロの次は、涙で濡れた。正直、その頃の記憶はあまりない。思考も整然としておらず、散らばっていた。だけど、ひとつだけはっきり覚えていることがある。

『なんで俺が』

頭の中をたったひとつの言葉が支配していた。恨みごとでも怒りでもなく、ただ純粋に知りたかった。たくさんいる人間の中で、なぜ僕が選ばれたのか。神様がいるなら、教えてほしかった。薄暗い、救急救命室。あれは、僕にとってのどん底だった。

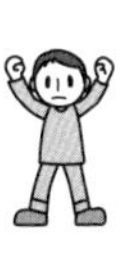

何時間か経ち、ようやく気持ちが落ち着いてきた頃、一人の女性が現れた。

主治医は内科医

女性の年齢は三十代後半くらい。黒髪のショートカットで、キリッとした顔立ち、雰囲気をしていた。彼女はゆっくりと簡単な自己紹介と状況説明をしてくれて、その女性が主治医であること、ボクシングの練習中に倒れ、この病院に担ぎ込まれたことが理解できた。

少しの沈黙があった。その間も、女性は目線を外さなかった。「小林さん。病名はね…」

「脳梗塞」

まっすぐ目を見つめたまま、主治医はそういった。僕の心を衝撃が貫いた。古臭いドラマでよく病名告知をする際に、暗闇の中で稲光が走るシーンがあると思う。『コテコテだな～』と思っていたけど、実際体験したらそんな感じだった。病状説明がひと通り終

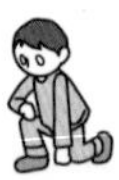

わり、彼女が部屋を後にすると涙があふれてきた。悲しいとかそんな感情ではなく、なぜだか涙があふれてきた。脳梗塞という病気に対し今ほど知識はなかったけれど、祖母が患っていて不自由な手に苦しむ姿をみていたから、なんとなくは想像がついた。

何か明確な線引きをされた感覚があった。後で先生から聞いてわかったことだが、彼女は内科医で脳卒中は専門外だったらしい。さらに、彼女の経験の中で僕は脳卒中患者として最年少だったらしい。

でも、不思議と不安はなかった。僕の取りとめもない質問に対して、わかることは的確に答え、わからないことは正直に認め、その分野で権威の医師と連絡を取り合って答えてくれた。取り繕ったり、ごまかしたりしなかった。そんな姿勢が伝わっていたから。

当時も今も、彼女が主治医でよかったと思う。N先生、本当に、ありがとうございました。

でも、もし彼女じゃなかったら？

救急救命で当直医不足などにより、脳卒中を診ることのできる医師がいなかったら。

先ほどもいったとおり、脳卒中医療は時間との勝負。たらい回しにされている間に、確実に病気は重症化する。救急医療体制の充実化を切に願いたい。

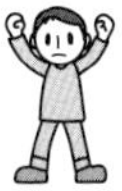

動かぬ身体と、少ない身体所有感

発症したての頃は思考能力の鮮明さも耐久性もあまりなく、少し起きてはすぐ眠る毎日だったらしい。今後のことも考えられずにいた。

僕の病名は、画像診断により脳梗塞だとすぐにわかったが、肝心のどこの血管が詰まったのかはわからなかったらしい。ＣＴでもＭＲＩでも、血管の狭窄がどこにも見当たらなかったのだ。Ｎ先生からは、原因を究明していくために、その方面で権威の医師と連絡を取り合っているから、少し待ってほしいという趣旨の話をされた。そのため、特に超急性期では面会謝絶で絶対安静だった。ベッドに無目的に横になりながら、自分の身体に注意を向けた。原因がわからないことに対して、不安な気持ちは不思議と少なかった。それより、自分の身体に今何が起こっているのか。それが気がかりだった。寝返りをうとうとしても、右半身が沈んで身体が動かせない。

『やっぱり、動かない……』

目で見た自分の右腕は、自分のものじゃなかった。左手で触ってみても、つねってみても、感じるはずの感覚はない。ただの肉の塊。目で見るぶんにはわかる。目を閉じるとなくなる。そんな状態になると、おもしろいことが起こる。明らかにつながっている自分の身体が、つながっていないように感じるのだ。どこまでが自分の身体で、どこからがベッドなのか。境界がわからなかった。だらんとした自分の右腕を触りながら、触れる感触だけ確かめ続けていた。

喪失体験と自殺願望

発症当初は、脳梗塞といわれてもリアルに感じなかった。でも、時間が経つにつれ、自分の身体を通じて障害が突き付けられていく。それもリアルタイムに。起き上がろうとしても、うまく起き上がれない。手を動かそうとしても思うようには動かない。言葉を出そうと思っても、頭の中で散らばってうまく伝えられない。瞬間瞬間で、喪失体験が更新されていく。その度に、不安な気持ちが顔をのぞかせる。ただでさえ、脳卒中直後で精神的にも耐久性がなく、また高次脳機能障害の影響から思考が散らばりやすかった。日々大きくなる不安と焦りに押し潰されそうで、どん底の日々を過ごしていた。回復を信じたかったけど、将来を諦める気持ちのほうが重く、陰々滅々としていた。

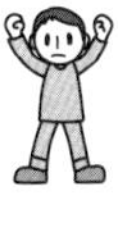

23年かかって、ようやくみつけた夢。その矢先に、半身の自由を失うという落差に耐えきれなかった。毎日毎日、死ぬことを考えていた。どんな死に方が理想か。自由がなくなった自分は、パラシュートを着けずにスカイダイビングをしたら、最高に自由を感じられるんじゃないか。今考えると馬鹿げた話だが、当時は真剣に考えていた。そのくらい、追い込まれていたのだろう。

ひとつ、後悔がある。

周囲の人には、弱い部分やつらい部分はみせないようにしようと努めていたが、たった一人、そのことをみせてしまっていた人がいた。母親だ。自分のお腹を痛め一生懸命育てた息子が、夢をもった瞬間に脳梗塞になった。それだけでもつらい思いをしていたのに。

うちの実家はカレー屋を営んでいるが、年末年始以外は定休日がなく、360日営業している。それなのに、母親は毎朝片道1時間かけて見舞いに来てくれた。朝の6時には電車に乗り、7時過ぎに病院に着き、約1時間雑談した後仕込みのために店に戻る。毎日だと身体がきついだろうからと断っても、「自分が安心するから」と来てくれた。どれだけ支えになったことか。それなのに、息子から、

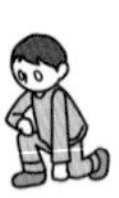

「元通りにならなかったら死にたい」

「半年頑張って、戻らなかったら死ぬのを手伝ってくれ」

「スカイダイビングをして死ぬのが、一番の望み」

そんな言葉を聞かされて。ただ黙って聞いてくれていたが、きっと張り裂けそうな胸のうちだったことだろう。

心から謝りたい。ごめんなさい。

そして、心から伝えたい。ありがとう。

今では、毎日が楽しいよ。

リハ開始と病識欠如

ある日、白衣を着た女性が僕の部屋を訪ねてきた。小柄だけど体格のいいその女性からは、自分が理学療法士であること、これからリハビリテーション（リハ）が始まることを告げられた。この時の記憶は、とてもおぼろげだ。当時の記憶でも、鮮明に覚えていることとそうでないことが混じり合っている。僕はリハの内容については記憶があま

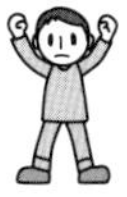

りない。自分で考えて工夫した自主練習の内容は、今でも鮮明に覚えているのに。

ベッドの上で横になっている時は自分がどのくらい動けないかが想像できなかったが、起きてみるとできないことばかりでショックだった。ベッドに座るだけでも、右側に崩れていく身体を左手で止めなければならず、とても怖かった。最初のうちはベッド上でお尻上げの練習を行う時も、まず右側の背中からお尻を感じられないし、力を入れてもグラグラしてお尻が上がらなかった。「頑張って!」といわれてもどう頑張ったらお尻を感じられるのか、わからなかった。また、立ち上がりの練習の際、「もっと膝を伸ばして!」といわれることがよくあったが、そもそも右膝がどこだかわからなかった。そして、そういう練習を行った直後は大抵右半身が重くなり、歩きやすさを感じることはなかった。

その反面、できることもみつかった。左側への寝返りはできなかったけど、右側への寝返りは柵につかまらないでできた。依然として、立つことは難しかったけど、左側をめちゃくちゃに使って何度目かのトライでどうにか車椅子への乗り移りを成功させることができた。できること、できないことの境界がおぼろげながらみえてくる。その境界は、決して直線でなく流動的だ。自分自身、何ができるのか、できないのかわからずに

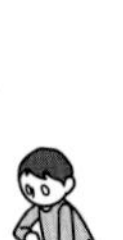

いた。一度できたことでも、次の日にはできない。そんなことはしょっちゅうだった。真っ暗な中を、一筋の細い細い光の糸を、切れないように見失わないように、ゆっくり、ゆっくりと手繰っていく作業。そんな感覚があった。

リハが終わると、また一人きりの時間がくる。自分の身体を顧みる。つい先日まで走ったり、ボクシングをしたり、何不自由なく過ごせていた自分の身体。今では、車椅子を押してもらわなければ移動することもできない。自分を取り巻く環境のあまりの変化に、いらだちを覚えた。すぐそこの3m先のトイレへさえも行けない。そんな自分に無性に腹が立った。と同時に、ベッド柵をつかみ、立ち上がろうとする自分がいた。左側の腕と脚をめちゃくちゃに使って、どうにか立った。身体が右側に沈む。そのくせ、右足は床に着いている感覚がほとんどない。というか、右脚の各部位がどこにあるのかわからない。すごく怖かったけど、なんとか車椅子に乗り移り、トイレまで左手足を使って移動した。トイレでも同様に手すりを左腕でがむしゃらにつかみ、どうにか乗り移った。

『おし！　やればできる！　ふざけんな！』

その時、ちょうど夜勤の看護師さんが部屋を訪室し、僕をみてこういった。

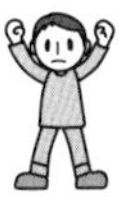

「小林さん、どうやってここまで来たの！」

「移動する時は、ナースコールを押してください！」

僕としては、できたことを褒めてほしかったが、血相を変えた看護師さんからその言葉は聞かれなかった。

余談だが、退院時自らのカルテをみせてもらうと、その時のことが記録されていた。

「訪室すると、トイレに座っている。転倒の危険性について説明し、必ずコールを押すように指導した。病識欠如しており、これから見守り強化していく」

よくある一文かもしれない。でも、ちょっと前まで何の不自由なく走ったり、跳んだりしていたんだ。病識欠如？　当たり前だろ。ちょっと可笑しくなった。

病院の窓からみえた景色

病状が安定すると、1階のICU（集中治療室）から7階の救急救命（内科）に転院した。病棟の雰囲気はぜんぜん違って、ようやく僕の知っている病院になった。寝たきりの人もいたけど、自由に動いている人もいて、ちょっと変な表現だけど活気があった。

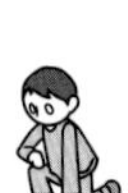

口の字型の病棟は、看護師さんがせわしなく動き回っていた。右手の運動と感覚も少しずつ戻ってきていた。まだ食事の時には、右手を机の上に置いても勝手に落ちてしまっていたし、目を閉じると右腕の位置はわからなかった。それでも、『動け〜！』と思い切り頑張れば、なんとか手を握ることも可能だったし、触れれば強い痺れとともに、なんとなく右手の存在がわかるようになっていた。

入院生活はヒマでヒマで、何かやることをみつけないとついつい楽だから横になってしまう。当時はスマートフォンなんてなかったし、時間を潰すため親にお願いして、漫画をたくさん持ってきてもらった。大好きなボクシング漫画で、50〜60冊くらいあっただろうか。横になって読もうとするが、うまく右手で押さえられないので車椅子に座って読まざるを得ない。結果的に、離床する時間が増えていった。車椅子は、決して座り心地のよいものではなく、長時間座っていると腰やお尻が痛くなるが、漫画読みたさでできるだけ離床していた。やりたいことがない状態で、ただ無目的に車椅子に座っていることはただの苦行だ。

部屋は4人部屋の窓際で、光がよく射し込む部屋だった。窓の外には中学校か高校があって、グラウンドがわずかにみえた。グラウンドでは、体育の授業が行われていたみ

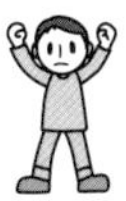

たいで、体操着の少年少女が走り回る姿がみえた。

「少し前まで、走ってたのになぁ」

思うように動かない右足をみて、思った。

この世界は僕と、僕以外に分かれたんだ。

動き始めた手、震え始めた手

少しずつ、右腕が動くようになってきた。『ふん！』と右腕を動かそうと試みると、全身に力が入った後、グラグラな右腕がゆっくりと耳の高さほどまで上げられるようになってきた。左側は腕から身体がすべて密につながっているように感じるのだが、右腕はというと、モーションキャプチャーのように肩から手首までの各関節に点があって、その間を細い糸でつなげ体幹から力むことで、まるでクレーンでつり上げられるかのように末梢が動いていく感じがした（**図3**）。手も、『おりゃ！』と力を入れると、全身が緊張した後にゆっくりと握ることができた。腕が動くにつれて気づいたことがあった。思いどおりの場所に腕を動かせない。最初は、左腕と動かし方が違っているので、その

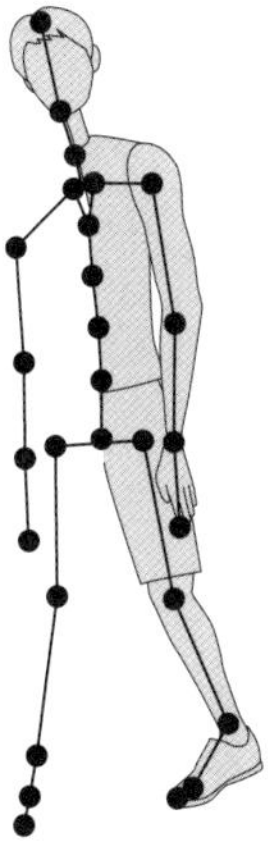

図3　モーションキャプチャー

不自由さのせいかと思っていた。

しかし、何か違う。動かせないだけでなく、グラグラ揺れるのだ。

赤ちゃんに対し、「首が座っていない」と表現することがあるけれど、肩が座っていない感じというか、非常にグラグラする。

さらに運動麻痺が回復するにつれて、それは顕著になっていった。どうにかペンや箸を握れるようになっても、動かそうと思うと指から肩まで震えてしまい、とても使うことができなかった。その当時は、なぜ自分の手が震えるのかまったくわからず、ただ歯がゆさだけが募っていった。運動失調という言葉を知ったのは、もっと後のことだ。

これではいけない。右手を元のように動かせるようにしなくては。食事の際に無理やり右手を使おうと試みるも、そもそも動かそうとする段階で意識を相当集中しないといけなかったし、そのうえ震えを止めようと必死で固定するため、非常に疲れやすかった。自然と左手を使う機会が増えていった。

痺れ出現！　二度目の脳梗塞

病状も安定し、リハも順調。自主練習も積極的に行い、病院生活にも慣れてきたある日の朝。食事をとった後、急激にむせ込んだ。気管に何か入ったんじゃないかと思うくらい、長い時間むせ込んだ直後、健康であるはずの左手が痺れていることに気がついた。心なしか、呂律も回りづらくなっている。すぐに看護師さんを呼び、症状を説明した。「様子をみてみよう。先生には伝えておくから。自主練習も控えてね」というようなことをいわれ、しばらく様子をみていた。左手の先に右手と同じような痺れ。これは時間が経っても変わらなかった。

問題は呂律のほう。黙って様子をみていても変化がわからないため、テレビをつけて

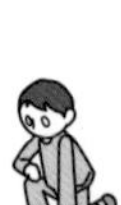

画面の中のニュースキャスターと会話することにした。すると、時間が経つにつれて呂律が回りづらくなっていくのがわかった。最初に発症した時の、言うことが散らばってまとまらない感じとは違い、言うべきことはわかっていて同じような音も出るのに、音のエッジがどんどん不明瞭になっていく感じだ。さすがに焦り、すぐにナースコールを押す。

駆けつけた先ほどの看護師さんに、「ぃやっふぁり、ろれるがまわいにくぅいんれすけろ（やっぱり、呂律が回りにくいんですけど）」と訴えると、血相を変えて先生を呼んできてくれた。緊急で検査が行われ、判明したのは、健康であった右側の脳に脳梗塞が起きていたこと。幸いにも梗塞巣は小さく、救急治療後は左手指にわずかに痺れと筋力低下を認める程度の後遺症だった。しかし、僕の心には大きな不安が残った。

『病院にいるのに、なぜ？』

『左手足まで動かなくなったら終わりだ……』

不安をかき消すように、いっそう自主練習に励んだ。

募る不安と支えとなった言葉

それからは検査の頻度が増えた。CT、MRI、MRA。これらの検査は、仰向けになり頭を固定され不動を求められた。MRIでは、耳栓越しにも聞こえる工事現場のような強烈な騒音にも耐えなければいけなかった。血管の映りを良くする造影剤という薬は、血管の内側からニスのような臭いがする感覚があった。造影剤を入れるため、足の甲から注射をした時などは、なかなか入らず13回も刺し直しをされた。そういうこともあり、検査は好きではなかった。何より動けない検査は大嫌いだった。右半身だけでなく、動ける左半身まで固定されてしまうから。

脳だけでなく、循環器、呼吸器、内科、さまざまな検査を繰り返した。しかし、原因はわからなかった。不安な気持ちは、黒い入道雲のようにどんどん膨らんでいった。リハや自主練習は行っていたけど、だんだんとモチベーションは下がっていった。

『どうせ死ぬなら、今やっていることは、全部無駄になるんじゃないか』

そんな思いがあった。

ある日、言語聴覚療法の時間に、立方体を描くテストを行った。紙の上に立方体が描

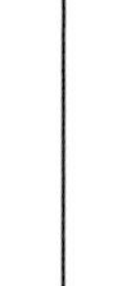

あせらず
あわてず
あきらめず

図4　支えてくれた、「3つのA」

いてあり、それを模写するテスト。なんて簡単なテストを行うんだろうと拍子抜けしていた。まだ慣れない左手で、注意深く見本をみながら描こうとする。

……描けない。

立方体だということはわかるのに、頭の中で目でみた立方体が散らばり、まとまらない。描いた図は、四角形ですらなかった。あなたが近視だったら、遠くのデジタル時計を見る時を想像してほしい。数字の輪郭はわかるのにピントがなかなか合わず、目を凝らすけれどなかなかみえない。そんな時のもやもや感を何倍も濃くしたような、なんともいえない感覚だった。何度挑戦してもできず、落ち込んだ。画像検査の結果とリハで突きつけられた新たな障害が普段にも増して心にのしかかった。

言語聴覚療法の時間が終わり、ふと壁に掛けられていたカレンダーに目をやった。そこには、誰が書いたのかもわからない言葉が書かれていた（**図4**）。

「あせらず、あわてず、あきらめず」

焦っていた。慌てていた。諦めかけていた。ゆっくりでいいから、絶対に諦めない。三つのAが僕を支えてくれた。

利き手交換のコツ

利き手ではない左手で字を書いたり、ご飯を食べたりすることは、とてもストレスが溜まった。かといって、右手では動かしづらさと震えからもっとストレスが溜まった。

作業療法士さんから小学生の時に行うような、ひらがなの書き取りドリルみたいな物をもらっていたけど、あまり興味がなく積極的には行ってはいなかった。やらないと右手も左手も上手に字が書けるようにはならない。わかっちゃいるけど、書き取りドリルは子どもがやるもののようで気が進まない。そんな時、入院して間もない頃に父が買ってきてくれたノートを思い出した。何の変哲もないＡ４サイズのノートには、各ページに１週間分の日付が書かれていた。

「日記をつけておきな。何でもいいから、今の気持ちをありのまま」

そういわれて渡された日記帳。渡された当時は「今の自分は自分じゃない」という想いから、とても書く気が起きなかったが、右手の練習がてら記入してみることにした。右手でペンを持っても、最初はうまく力が入らず、ちゃんとは握れなかった。触れている感覚は鈍いし、痺れは強くなったりして大変だった。左手と右手で交互に書く作業を何度か繰り返すうちに、ようやく握れるようになっていった。

「短くてもいい、自分にできる範囲でいいから書いてみよう」

そう思い、ペン先をノートにつけた時だった。ペン先をノートに押し付ける感覚が非常に薄い。そもそも手首から先に力を入れることが難しい。それでもペンを動かすと、例の震えが襲ってくる。案の定、書かれた文字は薄く、歪んでいた（**日記１**）。

当時は、これを書くだけで10分以上かかった。薄い筆圧の部分が右手で書いたところだ。当然、疲労感も半端ではない。また、その時々の疲労度合いや感情の起伏で、震えの程度も大きく変わった（**日記２**）。

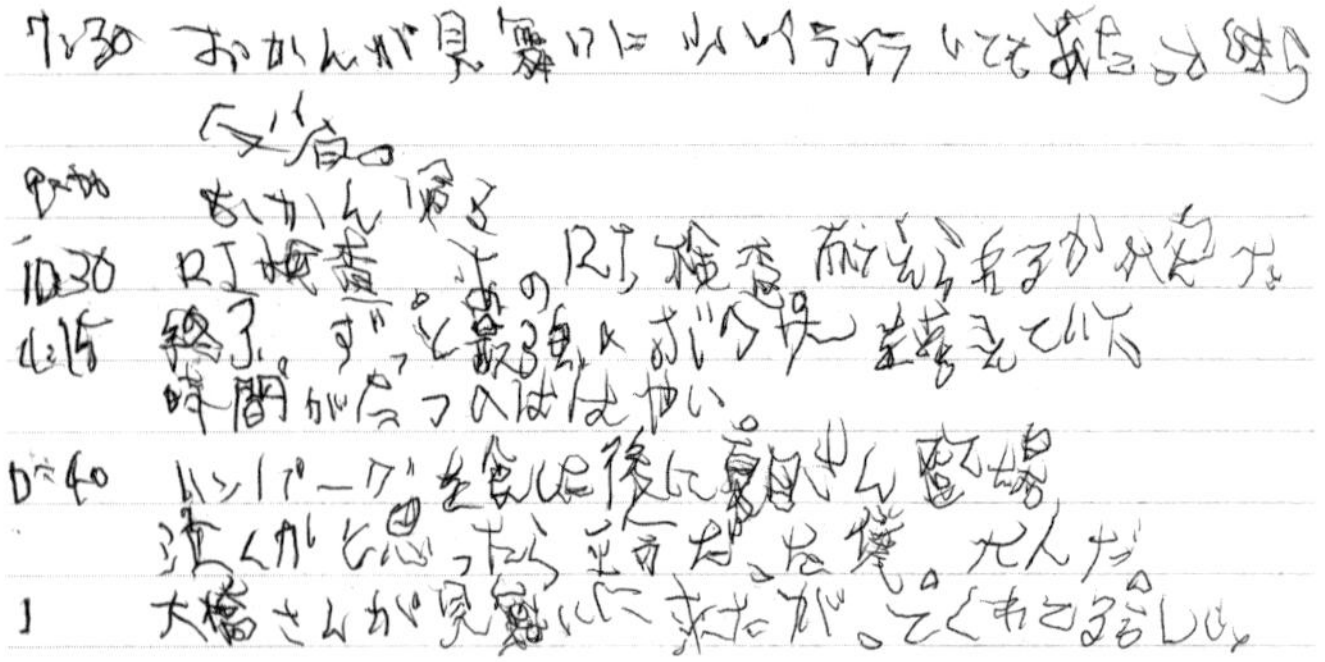

日記１　左手と右手の共作．どこが右手かわかりますか？

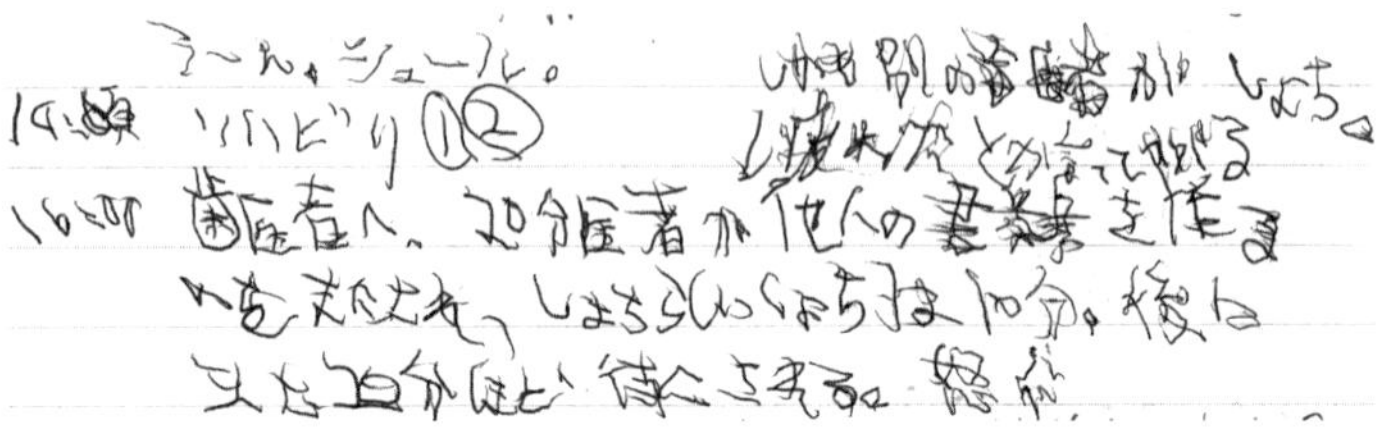

日記２　感情の起伏とリンクする書字

右手での書字は想像以上に精神力がいる作業で、なかなか大変だった。思うように動かせない右手ではペンを持つだけでも疲れるし、肩も異常に凝る。疲れた時は左手で書いて、回復したら右手で書く。今の思いを書きためることは、自分にとって障がいへの思いに対する反すう作業となっていたため、なるべく毎日書くように心がけた。何度も行っているうちに、麻痺側の右手と利き手交換の左手、両方だんだんとうまくなっていった（**日記3**）。

うまく書けるようになると、自

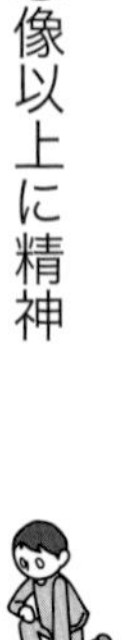

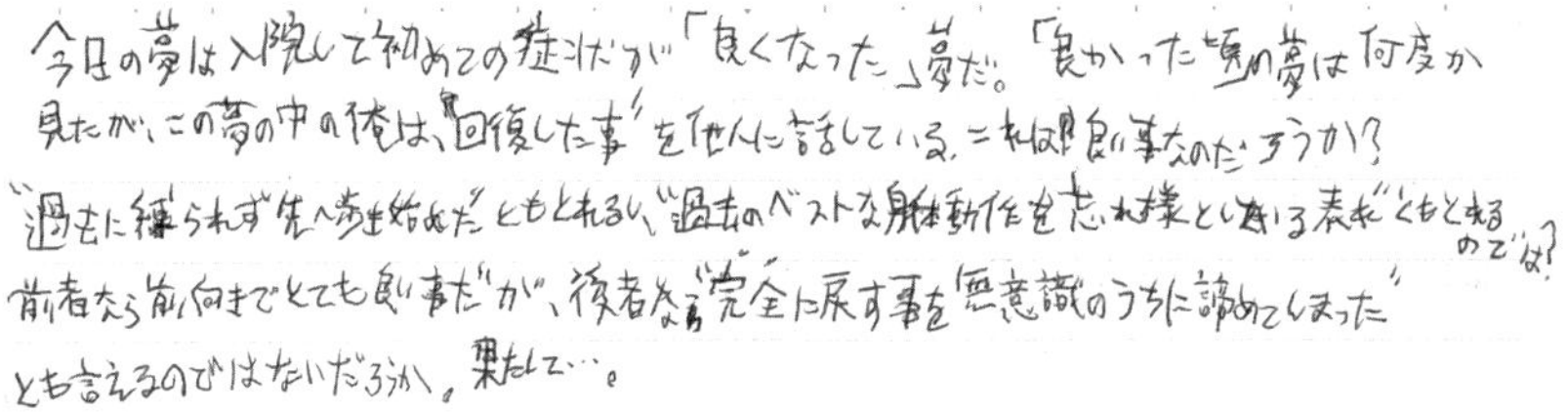
今日の夢は入院して初めての症状だが「良くなった」夢だ。「良かった頃」の夢は何度か見たが、この夢の中の俺は、"回復した事"を他人に話している。これは良い事なのだろうか？
"過去に縛られず先へ歩き始めた"ともとれるし、"過去のベストな身体動作を忘れ様としている表れ"ともとれるのではないか？
前者なら前向きでとても良い事だが、後者なら"完全に戻す事を無意識のうちに諦めてしまった"とも言えるのではないだろうか。果たして…。

日記3　利き手交換側で書いた夢の話

然とノートに向かう頻度も増えていった。それからというもの、毎日のリハ以外に、自主練習メニューを作成した。当時の僕はボクシングだけでなく格闘技全般が大好きだったので、そのことについて書くことを日課とした。毎日の出来事に関しては、そうそう事件が起こるわけでもないので、日記帳のページ1枚くらいで事足りてしまったが、格闘技のこととなると、何枚でも書けた。使う頻度が増えると左手の書字能力はさらに向上し、右手の筆圧も強くなってきた。

日記帳には、もうひとつの大きな利点があった。入院中のみならず退院してからのほうが意味のある利点だ。脳卒中になると人生においてさまざまな挫折を味わう。自由な身体、夢、仕事……失うモノの価値は計り知れない。くじけそうになるその時、発症当時の混沌を乗り越えた証である日記帳は強い支えとなってくれる。

「あの日々を乗り越えたんだから、今も大丈夫」

そう思えるものがあることは、挫折しかけた心に踏ん張る力を与えてくれる。

物足りぬリハと、やり過ぎた自主練習

前にも書いたが、僕はリハの時間（特に理学療法）で何をやったか、あまり記憶にない。その代わり、自分なりに考えたメニューのことは今でも鮮明に思い出せる。

たとえば、看護師さんの付き添いのもとで点滴棒を持って歩く練習をしていた時、自分の足がどのくらい動いて、どこに着いたかがわからなかったこと。また、足の裏も拳骨程度の接地面しか感じられなかったこと。そのため、よく膝がカックンカックンしていたが、太ももの付け根（股関節）の荷重感を頼りにじんわり体重をかければ、そのカックンカックンは軽減したこと。また、病棟内を一人で歩けるようになった頃、まだ膝の頼りなさが残っていたのでしっかり体重をかけられないでいたが、ゆっくり横歩きの練習をした後は少し膝がしっかりしたこと。そして、朝から夕方まで足がけいれんするまでひたすら歩いていたので、よく看護師さんから心配され、止められたこと。やはり、人間は自分で考え工夫したことはそうそう忘れないものだ。

逆に、意図もわからず教えられた（与えられた）ことは、ほぼ覚えていない。なんとなく覚えていることは、身体が動くようになっていくのに反比例して、リハの時間が物

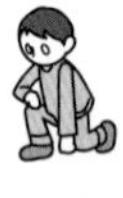

足りなくなっていったということ。以前できなかったお尻上げも、まだまだ左側と同じというわけにはいかなかったけど、なんとか両方上がるようになっていた。少し前まで、人と殴り合う競技を行っていたとは思えない状態に変わりはないけれど、自分の中には「もっとやれる」という思いがあった。もっと動きたかった僕は、リハ室にある階段を指さして「あれ、やらせてください」とか、はしごのような肋木を指さして「懸垂してもいいですか?」といっていた。いざやってみると死ぬほど怖かったり、まったくできずに打ちのめされていたけど。

今思えば、身体能力に合っていないチャレンジをさせてくれた理学療法士さんは懐が深い。その節は、ありがとうございました。

セラピストの目線からみれば危険なことでも、患者がチャレンジしたい時に頭ごなしに止めるのではなく、まずチャレンジ精神を認め、どうしたらできるのかを考え、1回やってみることが大切だと思う。そうすることで患者は自分の現在の能力を把握できるのではないだろうか。

転倒リスク? セラピストなら、どういう動きの時に、どちらに転ぶかは把握しているはず。そのために毎日評価しているのだから。

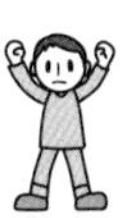

初めての坊主と決意

入院当初は覚醒状態が不明瞭だったこともあって、機械浴という全自動の浴槽に入り看護師さんたちに洗ってもらっていたが、恥ずかしくて恥ずかしくて、早く一人で洗いたいと直訴していた。ほどなくして、見守りのもとで入れるようになった。浴室には大きな鏡があって、全身が映っていた。入院以来、初めて客観的に自分の身体をみたが、右足のあまりの細さに愕然とした。ボクシングで鍛えていた名残が残る左側と違い、右側は細く、足首を手でつかんだら親指と中指がついてしまった。歩かないこと、体重をかけられないことの恐ろしさを肌身で感じた出来事だった。

入院前は、当たり前のように毎日身体を洗っていたが、今は2～3日に1回。どうしたって、頭がかゆくなる。べとつくし、めんどくさいから坊主にすることにした。院内に床屋さんがあって、出張サービスで刈ってもらった。生まれて初めての坊主は、スースーしたけど、さっぱりして気持ちよかった。その頃の僕は髭も生えていた。『坊主に髭ときたら、作務衣でしょ』わけのわからないこだわりで、院内服はリースを使わず、作務衣を着ていた。小坊主となった僕。

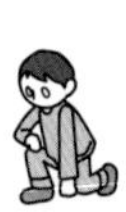

髪を切ったことは、なんとなく気分転換になった。毎日読んでいたボクシング漫画の影響と、周りから驚異的と評される回復スピードが相乗し、再びボクシングをやるという想いが、首をもたげてきた。

どうしても、諦めきれなかった。目標は機能回復の先にあった。

『早く回復して、来年のプロテストに間に合わせなくちゃ』

自由のきかない右腕で、ストレートを打とうとした。思った方向に腕は伸びず、顔をガードしていた左腕のはるか下を、揺れながら右腕が通過した。

装具と杖、拒否する空意地

病棟内を点滴スタンドを頼りに、看護師さんの付き添いのもとなら歩行してもよいことになってからも、なかなか病前のような「しっかり感」が出てこなかった。脚のつながりは薄く感じ、支えるだけの力もなく、また調節も難しかった。ある日、理学療法士さんから「腹筋に力を入れて歩く」ことを教わった。しかし、慣れない歩き方は僕をすぐに疲れさせ、歩きやすさは感じなかった。そもそも、もともとこんな歩き方をしてい

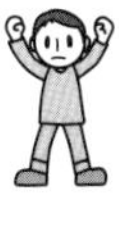

たか少し疑問だった。

　また、装具を試したこともある。あまり覚えていないが、爪先の引きずりと体重をかけた時、膝がぐにゃりと曲がった後に急激に伸びきること（extension thrust）を防ぐためだった気がする。担当理学療法士さんから説明を受けた後に、下腿部後面から足先を固定するタイプの装具（シューホーンブレース）を試してみた。足首の動きを下腿長軸に対して直角に固定したこの装具は、歩きやすくなるどころか、よりカクカクした歩き方になったことを覚えている。正直、歩きやすいとは思わなかった。何より当時の僕にとって装具をつけることは、障がい者のレッテルを貼られるようでとても嫌だった。ちょうどその頃、杖の使用も勧められたけど、同じ理由から断固拒否した。点滴スタンドを利用して歩くことはしていたのに、自分なりのこだわりがあったのだろう。

　患者には、患者にしかわかり得ないこだわりがあると思う。ともすればそれは、第三者からは理解しがたいものかもしれない。しかしながら、決して軽視することがあってはならないアイデンティティである場合も多い。

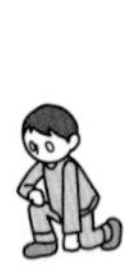

ちょっとブレイク

支えてくれた人たち（番外編）

入院生活では、家族・友人を始め、病院スタッフの方々にも本当に助けていただいた。その中でも特に、両親には感謝をいくらしても足りない。母は前述のとおり、毎日見舞いに来てくれた。父は頻繁に見舞いに来ることはなかったけれど、日記を用意してくれたり、携帯電話を用意してくれたりと、要所要所で温かい気づかいをしてくれた。

友人・親戚もたくさん見舞いに来てくれた。発症当時は、変わり果てた自分の姿をみせたくない一心で親に頼んで面会を断っていたけれど、それでもたくさんの人が病状を案じてくれた。前職の社長も、入院中から「復職の枠は用意してある」とずっといってくれていた。「レールは敷くから、それに乗るか乗らないかはお前次第だ」この言葉は、本当にありがたかった。

そんな中、親戚の一人が見舞いに訪れた。Kさんという、三十代後半くらいのその親戚は、僕が幼い頃に数回会ったことがあるらしい。顔をみても当時の記憶を思い出せなかった。それくらい関係は希薄な人だった。

久方ぶりの再会を喜んでくれている。そして、病気のことをとても心配してくれてい

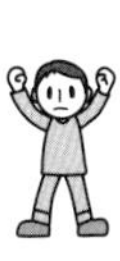

る。とてもありがたかったけど、失礼ながら、あまり覚えていない人だったので「有名になると親戚が増えるというけど、病気になっても増えるんだな」なんて失礼なことを考えていた。当然、会話もすぐに途絶えた。少し気まずい雰囲気が流れた後、彼は口を開いた。その時の会話を、日記をもとに再現したいと思う。

Kさん「いや、純也、本当に大変だったね。すごく驚いたよ」

僕「いや、すんません」

Kさん「純也が心配で、いてもたってもいらんなくなってさ」

僕「いや、ありがとうございます」

Kさん「でも、知ってる？　普段われわれが何気なく食べてる食材にも、毒素が含まれてるんだって」

僕「あ、そうなんですか」

Kさん「で、そういう毒素が、がんとか脳梗塞とか、あらゆる病気の原因となるんだって」

僕「へー、そうなんですか」

Kさん（ガサゴソと箱とペットボトルを取り出して）「この水はね、どんな病気でも治す力がある水なんだ」

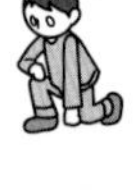

僕「へー……（雲行きが怪しい気がする）」

Kさん「ちょっと高価なんだけど、病気を治すためにはこの水を飲んだほうがいいと思うよ。これは教材ビデオね」

僕「はぁ……（これは……大荒れの予感）」

Kさん「1本（500㎖）千円で、1カ月3万円。年間契約すると安くなるし、試しに買ってみる？」

僕「……（で、で、でたー！）」

Kさん「水としては高いかもだけど、薬だと考えれば決して高くないし。さらに他人に紹介すると安くなるんだ」

僕「……（なんかいってるー！　薬じゃねーし！）」

Kさん「これはねずみ講の進化版で…」

僕「……（いっちゃったー！　マルチ！　むしろ潔いわ！）」

Kさん「がんとかも治った人がいるんだって。純也は特別だから、さらに割り引けるか本部に交渉してみるね」

僕「**いや、いらないっす**」

訂正：大病にかかると、親戚が増えるだけでなく変な勧誘をされる（もし本当に心配してくれての行動だとしたら、あの時はすみませんでした)。

ようやくわかった原因

入院してから1カ月が経った。この時点でも、僕の脳梗塞の原因はわからないまま。CT、MRI、PET、MRA……。さまざまな検査をしたが、脳梗塞の責任血管はわからなかった。12月上旬、病院に最新の機械が導入された。その機械は、脳の血管を3Dで映すことができるという機能があり、今までみつかりにくかった血管の狭窄部位も描出できるという代物だった。なんでもこの機械だけで数千万円するらしい。

検査を行って結果を待つ僕のもとに、「そろそろ寝ようかな」というタイミングで、N先生が現れた。いつもと変わらない、落ち着いた表情。「ちょっといい?」といわれ、通された白い部屋。眼前には椅子が2脚並んでおり、机の前の壁には照明に照らされた脳画像の写真があった。約1カ月半、わからなかった原因。僕の頭の血管でどこが詰まったのかが、ようやくわかったらしい。

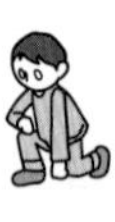

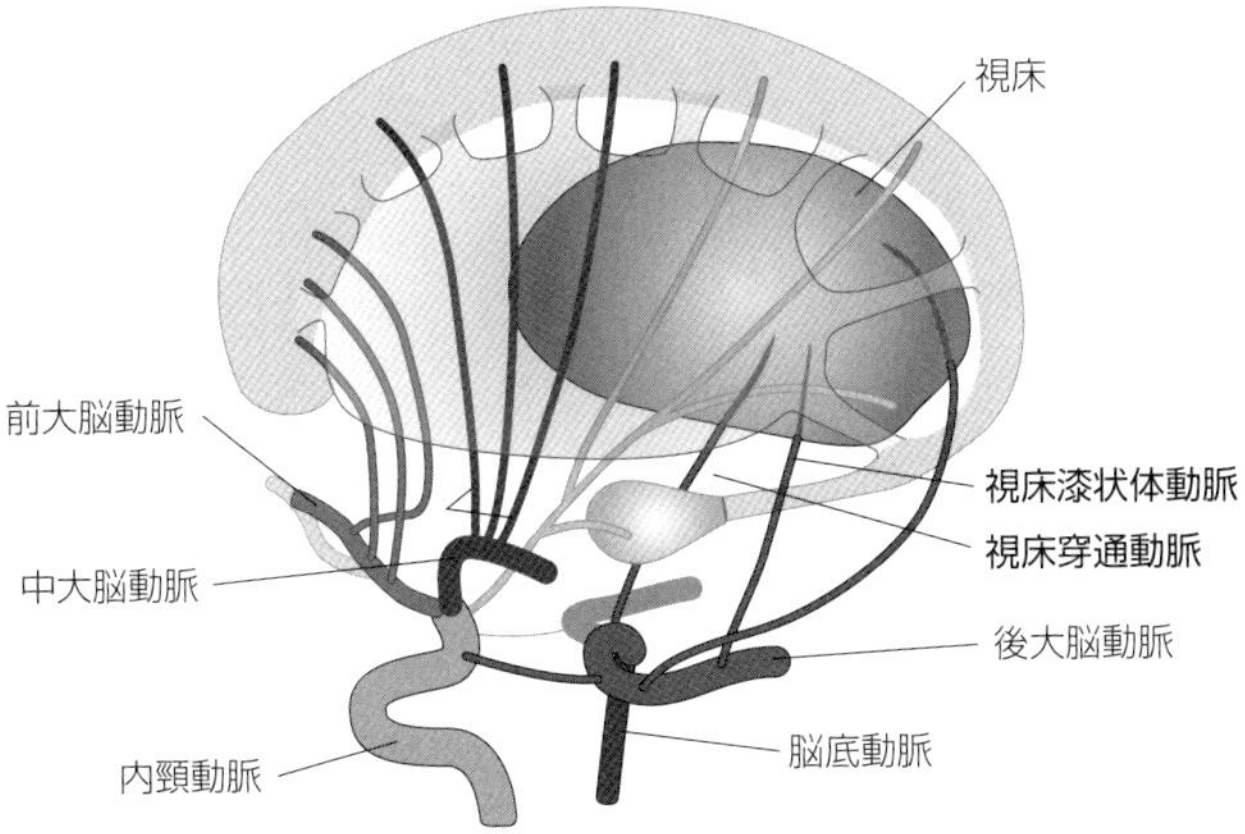

図5　脳の中の主な穿通枝
右の太字が私の障害部位（文献3）より改変引用）

僕の頭の中では、椎骨動脈という首の血管の内壁が剝がれ脳底動脈を半分狭窄し、その分枝である視床穿通動脈(細い血管)が詰まっていた（**図5**）。

医療職の人はおわかりだと思うけれど、けっこう深刻な場所で、のちに理学療法士の専門学校で学んだ際、神経内科学の授業で脳底動脈梗塞の死亡率をみた時に心がざわついたことを覚えている。生命維持を司る脳幹部の血管が細くなり、身体の全感覚の中継点である視床を栄養する血管が詰まった形だ。

これだけだったら、「今までわからなかった原因がわかって、よかったよかった」という話だが、続きがあった。脳幹部の血管が入院時よりも細くなっているらしい。その原因はわからない。大学病院だったら研究対象になるような状態で、N先生もなぜだかわからず、7人の権威ある医師に意見を求めてくれているらしい。N先生はおそらく無意識にいったんだろうけど、溜息交じりの「はー」という言葉が僕をいっそう不安にさせた。僕も顔では笑っていたが、心は慌てていた。

このまま病状が進行すれば開頭手術が必要らしい。脳の深部の血管のため、後遺症は今より悪化する可能性が高く、最悪命も落とすかもしれないとのことだった。とりあえず、2週間。定期的に画像を撮り、進行具合をみていくことになった。

眠れぬ夜

僕には他人に自慢できることがひとつだけある。それは睡眠だ。どこでだって寝られるし、いつだって眠れる。酔っぱらって、他人の家の玄関先で目が覚めたことも一度や二度ではない（絶対に真似しないでください）。睡眠と僕とは親友……いや、心友といっていい。そんな心友が、ある日、そっぽを向いた。N先生から病状説明があった日の夜、人生で初めて眠れない夜を過ごした。**日記4**は、その時のものだ。

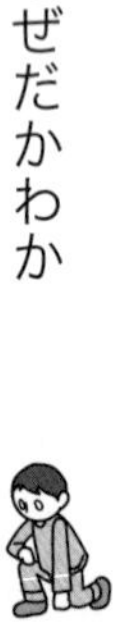

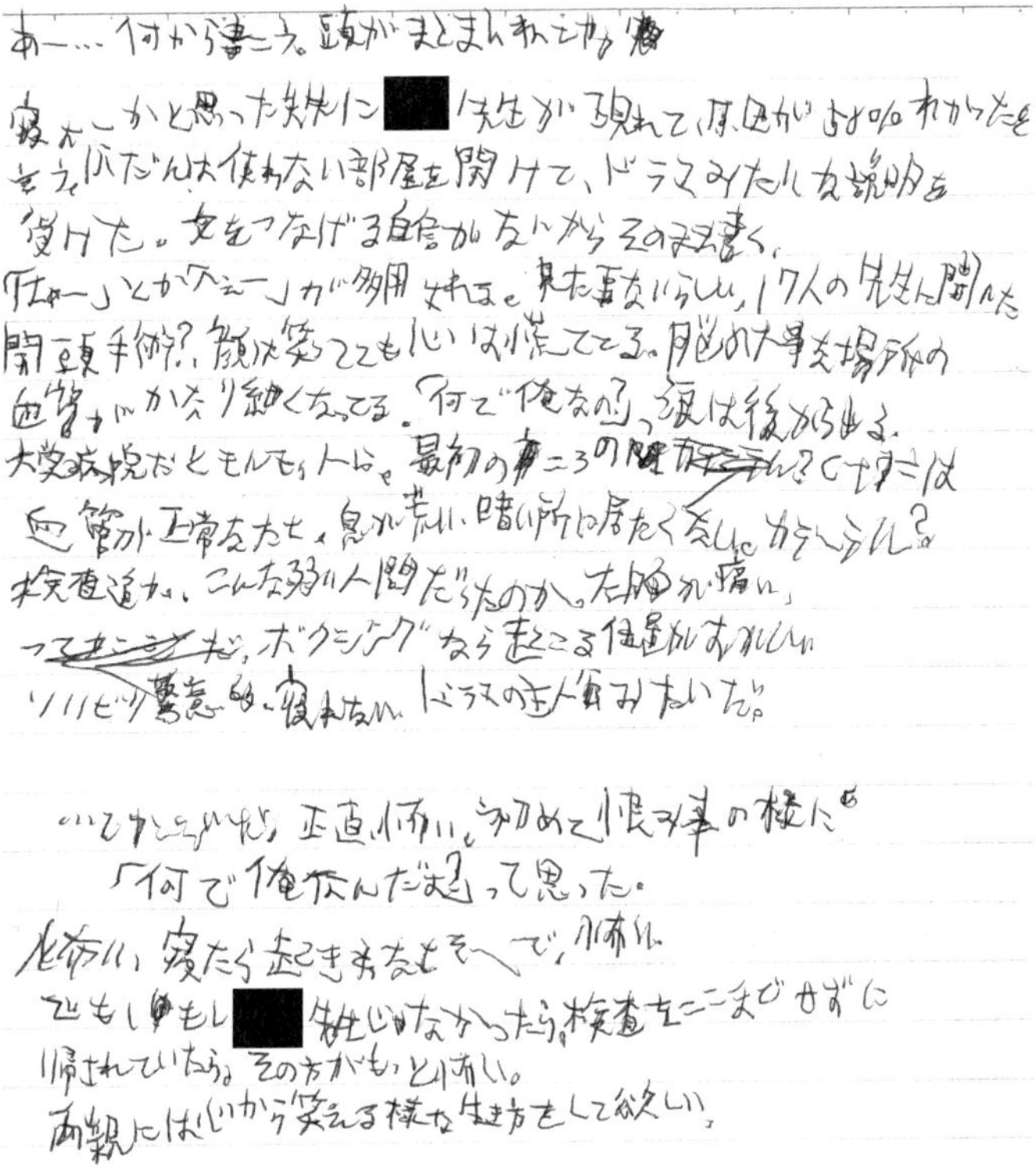
あー…何から書こう。頭がまとまんないな
寝たーかと思った矢先に[redacted]先生が現れて原因がほぼ80%わかったと
言って、ふだん人は使わない部屋を開けて、ドラマみたいな説明を
受けた。気をつなげる自信がないから その言葉書く。
「はぁー」とか「えぇー」が多用されてる。見た事ないらしい。17人の先生に聞いた
開頭手術？ 顔は笑ってても心は慌ててる。脳の大事な場所の
血管がかなり細くなってる。「何で俺なの？」って涙は後からでる。
大学病院だともんもん人はいない。最初のころの…？くせすごいは
血管が正常なため、息が荒い。暗い所に居たくない。分かんねえ？
検査追加。こんな弱い人間だったのか。左胸が痛い
だ。ボクシングなら起こる確率が高いらしい
リハビリ警告…寝れない。ドラマの主人公みたいだ。

いつでもかなっていたけど 正直怖い。初めて恨み事の様だ。
「何で俺なんだよ？」って思った。
怖い。寝たら起きれなそうで、怖い。
でももしも[redacted]先生じゃなかったら、検査をここまでせずに
帰されていたら その方がもっと怖い。
両親には心から笑える様な生き方をして欲しい。

日記４　告知直後の心情

これを読むと、かなり余裕がないことがわかる。最後の一文から、死をも覚悟していたことがみてとれる。呼吸は浅く、心臓の鼓動をハッキリと感じることができた。僕は今まで、純粋に「なんで脳梗塞になったんだろう」と思うことはあっても（病因ではなく、運命論的な理由）、なぜだか恨みごとのようには思ったことがな

かった。だけど、この時は思っていた。ぐにゃぐにゃな頭の中を「なんで俺が」という言葉が、渦巻いていた。

葛藤と身体

翌日のリハは最悪だった。理由は、眠れなかったことだけではなかった。

「どうせ死ぬとしたら、このリハ自体ムダなんじゃないか?」

そんな思いがあった。気持ちが乗らないと、身体もとても重く感じる。嫌なことがあった時は、身体が重くなるように。

僕は心が強くない。この時は、特に弱っていた。そんな時、理学療法（日記にはST（言語聴覚療法）と書いてあったけど、おそらくPT（理学療法））のリハ時間に、肋木が目についた。以前できなかった懸垂。なぜだかもう1回やってみようと思った。右手もしっかり握り、渾身の力を込める。腕を曲げる動作が負荷がない時とまるで違う。肩もすくむし、力の分配なんてわからない。効果音で表現すると「ギギギ」。それでも、以前はまったく行えなかった懸垂動作が、なんとか1回できた。このことは僕にとって大き

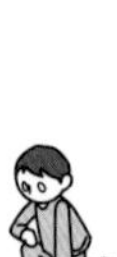

かった。身体はどんな状況でも回復に努めてくれている。心は弱く、さまよっているけれど、この身体を信じてついていこう。そう思った出来事だった。

その日の夜、昨日寝られなかったことを打ち明けていたせいか、看護師のFさんが業務の合間を縫って、雑談しに来てくれた。忙しいのではと恐縮する僕に、「いつも忙しいわけじゃないよ～」と笑ってくれた。Fさんは僕より四つくらい年上で、サッパリしているけど、話しやすい雰囲気の人だった。僕は、初めて家族以外の人に、今までたまっていた想いを打ち明けることができた。ボクシングを再開できるかの不安、死への不安、身体の回復への不安……。いろいろなことを話させてもらった。Fさんは話を正面から受け止めてくれ、時折冗談を交えながら、ただ聴いてくれた。あまりにも「普通」なその態度が、僕にはうれしかった。

親友と他人

翌日、高校時代の親友が初めて見舞いに来てくれた。今までは距離が近過ぎるせいか、せめて一人で歩けるようになるまでは会いたくなかったので、親に頼んで面会は断って

0回……相当に忙しい。来る気がない。そもそも伝えられてない。
1回……忙しい。自分が安心したかったので、もう満足。
2回〜4回……相手を心配している。近いとヒマ。何かのついで。
5回以上……家族。

日記5　（当時の）僕的お見舞いの定義

もらっていた。卒業してからも、度々飲みに行っていた親友。彼を含む男4人で集まる飲み会を自分たちで「秘密結社」と呼んでいた。考えてみれば子どもっぽい。

　そんな彼が見舞いに訪れ、僕の部屋のカーテンを開けた。来ることを知らされていなかった僕は、驚きの表情。と同時に、坊主にヒゲ、作務衣姿で振り返った僕をみた彼は僕以上に驚きと焦りの表情。『なんだその顔は（笑）』と思い、すかさず突っ込もうと思ったけど、失語症の影響か言葉が反射的に出なかった。

　次の瞬間、10年近い付き合いの友人から、「あっすみません！間違えました！」との言葉。それと同時に、すごい勢いで閉められるカーテン。いやいやいや、僕はここにいるよ。足を引きずりながら追いかけると、今会ったばかりの僕に、携帯メールを打っている友人がいた。

　「部屋の名前、表示違うじゃん。坊主のおっさんいたんだけど（笑）」

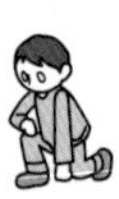

……おっさんが、僕です。髪型の大切さを知った日だった。彼が来てくれたことで、どんよりと重く曇っていた心が、少し軽くなった（**日記5**）。

検査結果

2週間が過ぎた。家族・友人・医療者。たくさんの人々の温かいやさしさのおかげで、壊れそうな心をつなぎとめることができた。いよいよ運命の結果発表。夕方に病室を訪れた医師は、N先生ではなく男性の脳神経外科医だった。N先生は、体調を崩してお休みらしい。大丈夫だろうか。2週間前に宣告を受けたあの部屋へ案内される。もっとドキドキするかと思ったけど、意外と平気だった。画像をあらためて見返しながら、医師から一言。

「……よし、大丈夫！」

細くなっていた血管がさらに狭窄することはなく、開頭手術もしなくてよいそうだ！よかった。本当によかった。とても長い2週間だった。ひとまずは安心。

肉体のほうは精一杯頑張ってくれている。これからは、僕の心も肉体を信じて頑張ろう。信じ続けるのはとても難しいことだけど、この世で一番信頼できるのは自分自身で、その自分をもし信じられないとすれば、僕はこの世で誰ひとり信じられないことになる。それはとても悲しいことで、切なすぎる。だからこれからは、ジタバタせずに己を信じ抜く。絶対！

……その時の決意とは裏腹に、いまだにジタバタしっぱなしの僕がいます。

退院日と、知らされぬ今後

原因がわかったこともあり、退院日が1月13日に決定した。入院してから2カ月ちょっと。正直、自分としてはまだまだまだ元通りにはなっていないと感じていた。歩く時に右腕は自然に振れず、足はまだ少し分回しで歩いていた。右足に体重がかかると、膝のクッションが使えず、カックンカックンしていた。歩くのでさえそんな感じだから、走ることはできなかった（2、3歩程度）。その場でのジャンプも自分ではかなり頑張って跳んでいるつもりだが、床から10㎝程度浮くだけで、踏み切る時や着地の時に、右足に力が入っている感じはしなかった。こんな状態で家に帰って、元通りの生活が送れるのだろうか？

入院時と比べ、明らかに遅くなっている回復速度も僕の焦りを助長させた。だから、退院して毎日専門的なリハが受けられなくなることに大きな不安を感じていた。担当の作業療法士さんに聞いたところ、「家事をやるだけでも、十分リハになる」といわれた。聞きたいのは、そういうことじゃないんだけどな。外来のリハもないとのことだった。そして、退院日は決定された。そこに、患者の心情を挟む猶予なんてない。

医療職となった今では病院側の事情もわかるけれど、当時の僕はそんな知識は皆無。退院した先にどんな生活が待っているのか、今後のリハはどうしていくのか。先の見通しはまったくなく、退院日が決まってうれしい気持ちと今後の不安な気持ちが入り交じっていた。当時の日記を見返しても、やたらと自らを奮い立たせるような内容が多い（**日記6**）。

病院側からすれば当たり前なことでも、患者からしたら違和感を覚えることは多い。たとえば、入院中に検査のためにリハが休みになることがよくあった。当たり前のように伝えられ、当たり前のように休みになる。でも、患者からしたら、それは決して当たり前ではない。病院側からしたら、たくさんあるうちのひとつの出来事なのだろう。し

。今まで出来ていた事や好きだった事、でももうやる事が出来ない事を考えると、
胸が締めつけられる。考えない様にしてきたが、入院中でも湧き出て来るのだ。
普段の生活に戻ったら嫌でも溢れ出てくるだろう。
ただ、僕は自らの精神力は強いと思っているが、肉体力に対する信頼度は
滅法強いものがある。また完全回復出来ると思っているのだから。
今後は精神君が肉体君を何時まで信じていられるかだな。

。肉体よ、俺はお前を信じてる。"もう100%元には戻らない"?誰が決めた?
医者だ。医者は何で決める?前例だ?つまりその中にお前のケースは無いって
事だ。ならば俺は信じない。人間の脳には97%の使ってない部分(ブラックBox)が
あるんだろう?補えばいいじゃないか。新たな前例を作れ。

日記６　奮い立たせる言葉は、不安な気持ちの裏返し

かし、患者からしたら限られた入院期間のうちの貴重な1回なのだ。何度も続くと、「スケジュール合わせといてよ」とも思ってしまう。医療職の当たり前は、患者にとっての当たり前ではないのだ。退院も、病院側からすれば、数ある患者の中の一人を送り出す手続きのひとつに過ぎなくても、患者からすれば、大きなライフイベントのひとつだ。

あなたも、もし転勤が決まった時、転勤先の情報が何もなかったら不安になるでしょう？転勤期間も業務内容もわからなかったら、不安になるでしょう？

その不安を解消するには、ある程度のことを事前に伝えておく必要があると思う。ひとくくりに脳卒中患者といっても千差万別なのはわ

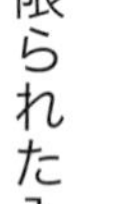

かっている。一般的な話でいいから、僕のような人がどのような生活を送っているのか。話を聞かせてほしかったと思う。当事者の話が聞ければベストだとは思うけれど、それが難しいのなら、せめてケースワーカーやセラピストの経験の中から、情報を教えてほしかったと思う。そうすることで、少なからず不安は解消されたはずだから。

退院前の、階段デート

退院間際になり、自分がどこまで回復しているのか客観的な数値と自信がほしかった。病棟内は自立となっていた僕は、今の自分の能力を査定するものは何があるだろうと、頭を悩ませた。すると、ひとつの名案が頭に浮かんだ。

階段だ。

リハ室にあった4~5段の擬似階段はよく使っていたけど、実際の階段は右膝がカックンカックンしながらも半階分できた後は行っておらず、今どうなっているかがわからなかった。そこで僕は、年の近い看護師のCさんに、退院前に病院の階段を上り下りさせてくれるよう頼み込んだ。Cさんは「内緒だよ」といいながら、業務の合間を縫って

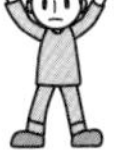

階段まで付き添ってくれた。

夜の階段は、電灯は点いているけど薄暗く、7階から見下ろす螺旋状のその景色は、まったく別物にみえた。高い。奥行きがある。「じゃ、行こっか」Cさんの声に背中を押され、一歩目を踏み出した。手すりにつかまる左腕に力が入り、じんわりと右足を下ろして体重をかける。体重をかける位置を間違えると、右足首がガクガクとけいれんした。左足を下ろす時は、身体が回らないように左手の力はよりいっそう強くなった。何段か下りると、力の入れ具合など、なんとなくコツがつかめてきた。どうにか7階から6階までたどりつき、僕の心には適度な疲労感とともに改善を実感できた喜びが湧き上がっていた。そんな僕をみて、Cさんは笑顔でこういった。

「よくできたね〜。すごい！　あと6階、頑張ろっか♪」

……へ？

僕的には、ささやかな満足感があったんですけど……。冗談かと思い、弱腰な気持ちを悟られないようにCさんの顔をみる。満面の笑みで、それが当たり前のような顔をしている白衣の天使がそこにいた。本気ですか……。僕すでに右足震えそうですけど……。7階分の階段下りを信じて疑わない天使にそんなことといえるはずもなく、右足を震わせながらなんとか1階までたどりついた。もはや、さっきみつけたコツもどこかへ消え、気力と根性で乗り切った。僕の心にはけっこうな疲労感とともに、十分すぎるほどの満足感が湧き上がっていた。と同時に、帰りはエレベーターを使えるからという安堵感もあった。そんな僕をみて、Cさんは満面の笑顔でこういった。

「すごい！　いけたね！　帰りも、頑張ろっか♪」

……はい？　正気ですか？　僕けっこうプルプルしてますけど……。口に出せるはずもなく、数分後にがむしゃらに復路を上る僕がいた。

迎えた退院日

退院前夜、病院生活最後の夕食を食べている途中で深く大きく息を吸ってから、溜息をついた。その吐き出した息とともに、何か心に散らばっていた塊が出ていったような気がした。固体だか、液体だか、気体だかわからない。それは、きっと「胸のつかえ」だったのだろう。無意識の中で死への恐怖や、機能回復への不安が詰まっていたのだろう。

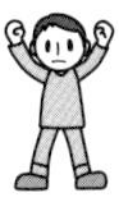

その日は、今までで一番ぐっすり眠れた夜だった。目が覚めると、時計は朝6時を回っていた。いよいよ退院の日だ。うれしいような、さびしいような、不安なような、面倒くさいような……。複雑な感情が入り交じっていた。

これからの生活のほうが本番だし、大変なこともたくさんあるだろう。でも大丈夫だ。この入院生活を乗り切ったのだ。病気にも負けなかったんだ。きっと、大丈夫だ。病棟でお世話になったスタッフの人たちと写真を撮り、挨拶を済ませた。皆さん忙しいなか、笑顔で応対してくれた。

迎えが来て、7階の病棟から1階へエレベーターで降りると、病院の出入り口がある。いつもはこの中で生活をしていた。いつの日か、それが当たり前になっていた。2カ月間という期間はとても短かったけれど、僕と世界を分けるのには十分の期間だった。分断していたみえない壁を、これから打ち破っていかなければ。短く強く息を吐き出し、外へと一歩を踏み出した。

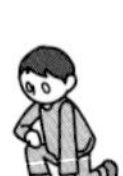

ちょっとブレイク

回復期リハビリテーション病院に転院しなかった理由

一般的に、脳卒中を発症した場合、まず急性期病院に運ばれます。ここは、大まかに説明すると、生命の危機を救う「救命」と、病気そのものの「治療」の役割を担います。そして、全身状態が安定すると回復期リハビリテーション病院（以下、回復期リハ病院）に転院し、集中的な「リハ」を受けていくわけです。そうです。あなたもお気づきのとおり、私は回復期リハ病院には入院していません。

この本をお読みのあなたは、「なんで回復期リハ病院に入院しなかったのだろう?」と疑問に思うかもしれません。答えは、二つあります。ひとつ目は、本文にも書いたとおり、その存在を当時は知らなかったからです。親には、なんとなく説明されていたようですが、脳梗塞になったのは私自身。行くか行かないかの決断は自分でしたかったです。二つ目は、入院期限の問題。これも当時は知らされていませんでしたが、回復期リハ病院に入院するには、発症から2カ月以内（疾患ごとに異なります。詳しくは**表1**をご覧ください〔4〕）に転院することが必要だったのです。

私は原因不明の期間が長く、急性期病院に2カ月以上入院していました。その結果、

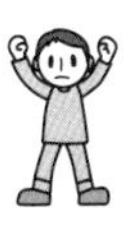

表1　回復期リハビリテーション病棟入院料を算定可能な疾患（文献4）より引用）

	疾　患	発症から入院までの期間	病棟に入院できる期間
1	脳血管疾患、脊髄損傷、頭部外傷、くも膜下出血のシャント手術後、脳腫瘍、脳炎、急性脳症、脊髄炎、多発性神経炎、多発性硬化症、腕神経叢損傷等の発症または手術後、義肢装着訓練を要する状態	2カ月以内	150日
	高次脳機能障害を伴った重症脳血管障害、重度の頸髄損傷および頭部外傷を含む多部位外傷		180日
2	大腿骨、骨盤、脊椎、股関節もしくは膝関節の骨折または二肢以上の多発骨折の発症後または手術後の状態	2カ月以内	90日
3	外科手術または肺炎等の治療時の安静により廃用症候群を有しており、手術後または発症後の状態	2カ月以内	90日
4	大腿骨、骨盤、脊椎、股関節または膝関節の神経、筋または靱帯損傷後の状態	1カ月以内	60日
5	股関節または膝関節の置換術後の状態	1カ月以内	90日

表 2　より良い回復期リハビリテーション病棟を選ぶポイント
（文献 4）より引用）

●回復期リハビリテーション病棟は制度上、3 段階に分かれています

診療報酬の制度上、回復期リハビリテーション病棟は、最も重症な方への対応が可能な「入院料 1」、それに準ずる「入院料 2」、そして比較的軽症な方の入院治療に対応した「入院料 3」の 3 段階に分かれています（2015 年 12 月現在）。

●最も重要なポイントが、チームアプローチです

その病棟でいかにチームアプローチが行われているかを、外から判断するのは難しい面もありますが、「医師がカンファレンスに毎回参加し、患者さん・ご家族にリハビリテーションの状況を進んで説明しているか」は 1 つのポイントになるでしょう。カンファレンスの開催頻度や医師からの説明があるか、聞いてみてください。

●よい看護・ケアとは？

入院中の看護・ケアの関わりが良質かどうかは、患者さんの ADL の改善・充実には欠かせないポイント視点です。当協会の「回復期リハビリテーション認定看護師」の在籍や、国の定める人員配置基準を上回る看護・介護スタッフを病棟に配置しているかなどの点が判断材料の 1 つになります。

●平均リハ実施単位数の確認も

一定以上の量のリハビリテーションを実施していることも、患者さんの回復の度合いに影響する重要なポイントです。

●在宅復帰への取り組み

各病院の回復期リハビリテーション病棟では、患者さん・ご家族の負担を軽減しつつ、スムーズな在宅復帰に向け、さまざまな取り組みを行っています。院内・院外の連携も各様です。機会があれば尋ねてみましょう。

●職場への自信と誇りが感じられるか

病棟でスタッフに「この病棟のいいところは何ですか？」と聞く価値はあります。答えの中からその病棟の雰囲気を感じてください。

回復期、病院に転院することのできる期限を過ぎてしまったのではないかと思います。当時は、その説明もありませんでしたが。医療費高騰などの問題から、今後は病院から地域の中で生活することが求められていくと思いますし、その速度が早くなっていくことが予測されます。もし、これから回復期リハ病院への転院を考えている人がいたら、早めに医師や相談員と話し合うことをお勧めします。権利はあっても、その知識をもち主張しないと提供されないかもしれませんから。**表2**に、一般社団法人回復期リハビリテーション病棟協会のホームページに掲載されている、「より良い回復期リハ病棟を選ぶポイント」を掲載（一部抜粋）します（4）。当事者の人は、病院選びの基準のひとつとなりますし、医療者は、自分の病院と照らし合わせてみてください。

さて、次からは、いよいよ退院した私が、紆余曲折を経てから理学療法士を志すまでを記してあります。ただの脳卒中患者だった私が、なぜ医療職である理学療法士を志そうと思ったたか。当時の心情をなるべくそのまま表すように心がけました。少し休憩した後にでも、お読みいただけたら幸いです。

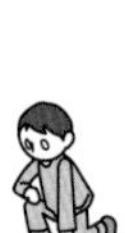

chapter 2 退院後の本当

いざ退院、ギャップとの遭遇

急性期病院での2カ月半の入院生活を終え、回復期リハ病院に行けず（知らされず）に元の生活に放り出された僕は、退院初日からギャップという名の現実に直面した。

ちなみに、その頃の僕は歩く時に右腕は自然に振れず、足はまだ少し分回しで歩いていた。右足に体重がかかると膝のクッションが使えず、カックンカックンしていた。歩く時でさえそんな感じだから、走ることはできなかった。その場でのジャンプも、自分ではかなり頑張って跳んでいるつもりだが、床から10㎝程度浮くだけで、踏み切る時や着地の時は左足だけで行っている感じがした。

退院時、両親は仕事だったため、親友（坊主の僕に気づかなかったアイツ）が迎えに

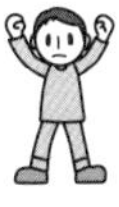

来てくれた。病院から最寄り駅に着き、エスカレーターに乗ろうとした時、自動的に動く踏段に合わせる「ゆとり」を持ち合わせていないことに気がついた。当然、入院生活で床が動くことなんて経験はしていない。まず乗るタイミングがわからなかった。

右足から出せばいいのか、左足から出せばいいのか。右から出すと着地が怖いし、左からだと支えるほうの右足が怖いし。戸惑う僕。まったく気にせず先に乗り込む友人。振りかえることもなく昇っていく。さすがだぜ。

覚悟を決め、左足から乗り込んだものの、乗った瞬間の加速に身体が揺さぶられ、『こんなに速かったたっけ』と驚いた。それだけではない。入院中は、歩く速度が遅かったことから、最速の乗り物は車椅子だった。病棟内独歩になるまでは、二輪のいかしたマシンを左手でこぎながら、左足で器用に舵をとっていた。今、目の前にあるものは電車という巨大な鉄の塊。その鉄塊に乗り込むと、あいにく座席は埋まっていて、見た目では脳卒中を患っているとはわからない僕に席を代わってくれる人なんてもちろんいなかったし、当時の僕は「優先席には絶対に座らない」という空意地もあって、立つことを選択した。

すぐに信じられないような速度で動きだした鉄塊。その速度のギャップに驚いたのも

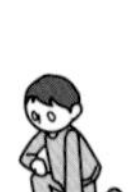

束の間、発車時や停車時など、揺れる度に右足首がけいれんした。左手で手すりをしっかり握り締め、がむしゃらに揺れを抑えつけた。腰が痛くなり、当然のようにすぐ疲れてしまった。本当は出入口脇のスペースが空いていれば、背中を固定できるので安心できるのだけれど、混雑時だからそうもいかない。どうにか楽な姿勢を探そうと立ち位置を変えて対応を試みた。そうしてみつけた耐えられる格好。それは、進行方向に対して直角を向き、左足を進行方向側に置くというスタイルだった。

　当時の僕は進行方向に正対してしまうと、急停車や急発進の揺れに身体が動揺してしまい、右足首のけいれんが強くなってしまった。それに対し、進行方向に直角に構えると、揺れが前後ではなく左右になるので、足首のけいれんが出ないで済む。さらに、僕の主観では電車の急発進よりも急停車のほうが予測できないぶん怖さを感じたので、身体が振られる進行方向側に左足があったほうが安心できた。

　帰りがてら「お世話になった人に、挨拶がしたい」と、友人に無理をいって退院初日に数件の挨拶まわりをした。皆さんすごく喜んでくれて、行く先々で思わず話が長くなった。1月の寒空の下、人見知りの親友は外で待っていてくれた。

　自宅の最寄りの駅に着くと、エレベーターもエスカレーターもないことを思い出した。健康な時は大して気にもしていなかったけれど、この身体になってからは嫌でも気づかされた。なかなか大変だったけど、退院直前のスパルタ特訓のおかげで、なんとか昇ることができた。

　実家のカレー屋に顔を出すと、両親が接客をしていた。小さい頃からずーっとみているはずの光景が、なんだかかけがえのないものにみえた。友人と別れ自宅に帰ると、懐かしいにおいを感じた。病院独特のにおいに慣れてしまっていた僕に帰ってきたことを実感させてくれた。

　病院では椅子で生活をしていたが、もともと家では基本的に床に座っていた。病院生活で床に座ったことがなかった僕は、どうやって床に座るか少し戸惑ったが、左手と左足で身体を支えつつ、なんとかあぐらをかくことができた。いつものようにテレビをつけて、いつものように笑う。当たり前の日常を過ごせることが、とてもうれしかった。挨拶回りを一度にしたこともあり、歩き疲れた僕は泥のように眠った。

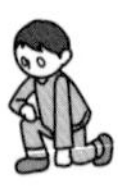

自主練習の限界

退院後、今までのリハ生活とは一変し、急に暇になった。元来怠け者の僕は、右半身の重だるさを理由に、積極的に外出しようとはしなかった。その背景には、「今の俺は本当の俺じゃない」という機能回復への強い思いがあった。足を引きずり、手が震える自分の姿は、誰にもみせたくなかった。外に出て活動機会が増えれば、障がいが浮き彫りにされ、好奇の目に晒される。哀れみの対象となるのは、まっぴらごめんだった。「もう1回ボクシングをする！」その言葉はまるで空砲のように、現実と理想の間で虚しく鳴り響いていた。

どこへ行ったらリハを受けられるかもわからなかった。退院する時に今後のリハについても聞いたけど、「生活の中でよくしていこう」という趣旨の話をリハ医やセラピストからされた。専門的なリハで回復しきれなかったのに、生活の中でどうよくなるというのだ。当時の自分には、病院は病院でしかなく、回復期リハ病院の存在も知らなかった。

しかたがないから、震える右手で棒を持ち、壁に貼ったテープに番号を書き、それを1〜10まで指していく課題など入院中にやったメニューをアレンジしたり、もともとス

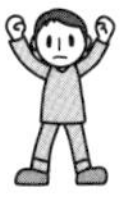

ポーツクラブで運動指導をしていたこともあって、自分で考えた筋トレを行っていた。筋トレでは左右差があるため、右半身の無駄なところに力が入った。自分の力以上に重たい負荷を扱うと、どうしても余分なところの力が入り、正しいフォームで行えないことがあると思う。あんな感じだ。不本意ながら、見た目上は正しく行えるくらいに負荷を下げて行っていた。それでも、主観的には右半身と左半身では動かし方や疲労度合がまったく違っていた。毎日繰り返すうちに、だんだんと体力はついてきたが、「動きの質」は変わっていない感覚があった。回復の速度は明らかに落ちていた。焦りは反比例して募っていった。

復職とボクシングと「回復限度」

毎日毎日家にいても時間をもてあますので、以前働いていたことのあるスポーツクラブに入会し、自分で考えたメニューでトレーニングを行うようにした。自宅の最寄り駅から電車と徒歩で40分ほどの場所にあって、地域密着型のアットホームなジムだった。スタッフと会員さんの距離が近く、罹患後の僕が訪れてもすぐ以前のように普通に接してくれた。病前とまったく変わらぬその空気は、僕に家以外の居場所を与えてくれた。
何度か通ううちに、アルバイトとして働かないかという提案までいただいた。勤務前後には施設は使い放題。体力と巧緻動作上の不安から、少し戸惑いはあったけれど、月謝を払う代わりに給料がもらえるという軽い気持ちで働かせてもらうことになった。丸一日の業務は大変だったので、最初は3時間程度から始め、徐々に時間を延ばしていった。気の知れた仲間や会員さんと接する時間は、家の中で悶々としているのと違い、精神的にはとても充実していた。

うだうだ悩むより、飛び出して環境を変えてしまったほうがよい。今も続く自分のポリシーは、この時に学んだ。病院へも月に一度、外来受診に通っていた。リハではなく、服薬コントロールと現状報告のために。当時は、脳梗塞再発予防のために、血液をサラサラにするバイアスピリン®という薬を服用していた。

自宅の最寄り駅から病院のある駅までは、電車で1時間かかる。まだ右足を引きずっていた僕からすれば、一苦労だ。退院後に、N先生から担当を引き継いだリハ医の受診は5分弱程度で、通う時間と待ち時間を考えると正直通うのが面倒だったが、お世話になった看護師さんに回復度合いをみてもらい、驚いてもらうことがうれしかった。皆さん、顔をみせる度に「すごくよくなってるね！」とか、「頑張ってるね！」など、すごく喜んでくれ、温かい励ましの言葉をかけてくれた。

リハ医の受診は、退院から日数を重ねるごとに主旨が変わっていったように感じた。

退院当初は、具体的なリハの方法の提示など機能回復へのアドバイスも多かったが、そのうちに、「ここまで回復したから、後は実生活に慣れていき、早く仕事（正社員）に復帰できるようにしないと」とばかりいうようになっていった。至極当然のアドバイス。お金を稼がないと生きていけないし、早く職場復帰をするように促すのは当たり前なのだろう。

でも、その頃の僕はアルバイトもしていたし、以前の仕事で得た貯金もあったこともあり、まったく違う思いだった。

当時の僕の目標は、たったひとつの強い目標は、「またボクシングをやりたい」だった。ぷらぷらしていた自分が、やっとみつけた夢。そう簡単に手放せるか。

ある通院時、リハ医にいった。

「まだ右ストレートが打てないんですよ。何かよいリハはありますか？」

リハ医は、明らかに呆れ顔で、

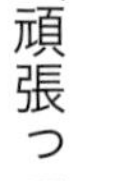

「半年経ったからね〜。回復限度かな」と、いった。

……は？　なにそれ？　半年経つと、もう回復しないの？　もうボクシングはできないのか……？

当時、脳の可塑性について知らない僕は衝撃を受けた。目の前が、真っ白になるヒマもなく、怒りが込み上げてきた。

『そんなわけあるか‼』

回復限度という言葉を打ち消したくて、リハを受けられる施設を探すことにした。何かにすがりつきたかった。当時、パソコンを持っていなかった僕はネットカフェで検索をし、書店に行っては情報を探した。しかし、出てくるのは病院の情報ばかり。通院のリハは受けられないと聞いていたし、病院で行っていたリハではボクシングにつながる気がしなかった。探すべきは、脳卒中の後遺症に対してだけでなく、ボクシングの動きの向上も目指せる「トレーニング」だった。

そんな中、１冊の健康情報誌にリハ特集みたいなページがあり、そこで紹介されていたトレーニング法が、スポーツのトレーニングにも脳卒中のリハにも用いられていることを知った。そのトレーニング施設を検索すると、住んでいる地域の隣の市に提携施設

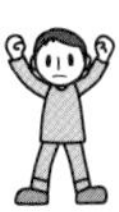

があることを知った。迷うことなく、門を叩いた。

「回復限度なんてないよ」

その雑誌によると、そのトレーニングはアスリートのパフォーマンス向上や脳卒中後のリハにも活用されているとのことだった。

名前を「初動負荷トレーニング®」といった。

オープンまもない提携施設「ワールドウィング」が隣街にあり、さっそく僕は門を叩いた。この施設は、いわゆるスポーツクラブのようなシステムで、月会費を払えば何回でも利用できるとのことだった。しかし、ジムの内観は一般的なそれとは大きく異なっていた。スタジオも、プールも、風呂も、サウナもない（シャワーのみ）。あるのは、銀色に光る、マシンの数々。しかも、みたこともない動きをしている。正直、不安だった。

受付で、予約してあった体験利用の旨を伝え、着替えを済ませ、待つこと数分。僕の前に俳優の及川光博をゴツくしたようなOトレーナーが現れた。

僕は元来、疑い深い。初体験のものには、最初は疑ってかかる。そして、（よい意味で）裏切られるのを期待している。退院後はその傾向がさらに強まった。

担当のOトレーナーは、淡々と、丁寧に説明をしていく。みたこともない動き方をするマシン。螺旋の動きというか、なんというか……フリーウェイトをマシンにしたような不安定さと負荷の漸増・漸減が特徴的だった。（表現力が乏しいので、イチロー選手や、ダルビッシュ選手のトレーニング動画がアップされているyoutubeのアドレス（短縮URL）を73頁に記載しました。ご覧ください）。

この複雑な動きに身体がついていけるのか。段差を越えるのも一苦労な僕は、何かに左手でつかまっていないと、マシンに乗り込む時点でふらふらしていた。右上肢はグラグラ。モーションキャプチャーのポリゴンのように各関節が糸でつながっているようで、身体とのつながりを薄く感じていた。そのうえ、好き勝手に揺れてしまう。案の定、マシンのバーを持つのも一苦労。持ったつもりが勝手に離れてしまい、それに気づかずOトレーナーにサポートしてもらうこともしばしばあった。レッグプレスという長座位から足を前上方のパットに乗せて行うマシンでは、力の入れ方がわからず、右足がずり落ちた。

そもそも、普段生活している運動の「面」を外れると、右手足の位置がわからなかっ

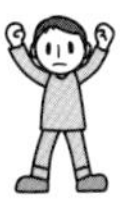

た。こんな状態でやっていけるのか不安もあったのだろう。当時の僕は、Oトレーナーにこういった。

「僕、医者に回復限度っていわれてるんですよね～（笑）」

やや自嘲気味のその言葉に、Oトレーナーは、

「回復限度？　そんなのないよ～」

いたって普通に、そういった。

僕は、医療職の人間が無責任に患者さんに過度な回復への期待をもたせるのは、罪だと思う。患者さんは、すでにさまざまな挫折を経験し、そこにいる。障がいには個別性があり、決して画一的な論理は当てはまらない（たとえば、僕の経験は僕のものでしかないし、ほかの誰かが同じ経験をしたとしても、同じ道はたどれない）。もしあなたの言葉が現実のものとならなかったら？　回復の望みの代わりに、患者さんは新たな喪失感を得ることになるだろう。

それに、患者さんが以前行っていたリハの内容を、現在の担当者が安易に否定することも罪だと思う。患者さんは、その当時必死で頑張ってきたのだ。動かない身体で必死に動き、散らばる頭の中で必死に考えてきたのだ。当時を知らない者が安直に当時のリ

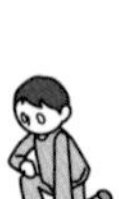

八内容を否定することで、患者さんの生きてきた時間を否定することにもなるのだ。

あなたは、時間を戻すことができますか？　そのような人には、そう問いたい。それだけに、医療職の言葉は、楽観的でなく、否定的でもなく、建設的でなければならない。

でも、その時のOトレーナーの言葉は。

いたって普通のその言葉は、当時の僕を照らしてくれた。

「この人と、このトレーニングに賭けてみよう！」

次の日から、休館日以外、毎日トレーニングに励む僕がいた。

イチロー選手：イチロー柔軟性2。goo.gl/SkxyMT
ダルビッシュ選手：〔初動負荷〕イチローさん直伝のメニュー！。goo.gl/3UuRHA
※URLが変更・削除されている場合は、検索してみてください。

週6日の猛特訓

今になって考えると本当にトレーニングに没頭していた。雨の日も、風が強い日も、勤務があろうとなかろうと、必ずワールドウィングには通った。何か用事がある時も、必ずジムに通う時間は確保していた。トレーニングを開始した初日は、正直効果はあまりわからなかった。でも1週間ほど経ち、トレーニング後に身体が軽くなっていることに気がついた。もともとスポーツクラブで働いていたこともあり、ウエイトトレーニングの経験はあるが、終わった後の身体は重くこそなっても、軽くなんてなったことがない。当時の僕にとっては、驚きの体験だった。

「これなら……」当時の僕は、先に書いたとおり一人ではマシンを使いこなせなかったので、Oトレーナーと二人三脚、二人であーでもない、こーでもないと意見交換しながらトレーニングに没頭していた。

悪戦苦闘しながら、続けることおよそ半年。

足を引きずりながら歩いていた僕は、100mほど走れるようになっていた。自転車にも乗れるようになって、その場でジャンプを連続でできるようにもなった。グラグラで力が入らなかった右腕も、マシンのバーを落とすことはなくなっていた。

当時、自宅最寄りの駅からジムまで約30分電車に揺られ、駅から15分（その頃は、30分ほどかかった）を歩いていた。それをほぼ毎日。『単純に、活動量が増えたからでしょ』

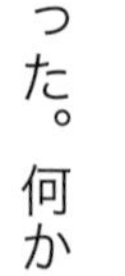

と捉える人もいるかもしれない。でも、僕には断言できる。

そうではない。

正確にいうと、それだけではない。もちろん活動量が増え、量的なところはcoverしてくれたかもしれない（持久力・筋力など）。ただ、質的なrecoveryは、専門的なリハも受けておらず、発症6カ月以上経過した僕にとっては、活動量を増やしたところでどうにかなるものではないと思っている。無駄な力を抜くほどに力が発揮される初動負荷トレーニング®の様式と、足りない部分を補ってくれたOトレーナーによって質的なrecoveryは起こったと考えている。本当に、お世話になりました。

【注意】この体験は私の体験であり、すべての人に同じ効果があるとは思っていません。私と同じように、トレーニングを行っても、同じような回復が望めるとは限りません。そもそも私は初動負荷トレーニング®がすべてであるとは思っていません。それでも、「**回復限度なんてない**」という、一例として、解釈いただけましたら幸いです。

回復の実感とボクシング

日常生活がしやすくなって、いよいよボクシングの再開が現実味を帯びてきた。とはいえ、一度倒れた身。生命の危険すらあった経験をして、再発の怖さはなかったのだろうか。

当時の僕はというと、再発の怖さというよりも、ジムの皆が受け入れてくれるかどうかが気になっていた。回復したとはいえ、病前とは比べものにならないくらい身体は不安定だ。まして、原因不明とはいえジムで倒れ、救急搬送までされた脳卒中患者を、再び受け入れてくれるだろうか？ それだけが不安だった。それを確かめるには、直接行って確認するほかはない。

通っていた頃と同じ電車に乗り、ジムの最寄りの駅に行く。電車を降り、当時のジムがある雑居ビルのエレベーターの前まで来た。エレベーターのボタンを押そうか押すまいか少し悩んだが、意を決して「上」のボタンを押す。エレベーターが到着し乗り込むと、懐かしいにおい。2年以上前、エレベーターに乗り、ワセリンと汗が入り交じったこのにおいを嗅ぐと、ワクワクしたことを思い出す。ジムがある6階のボタンを押す。お世辞にも綺麗とはいえないエレベーターは、ゆっくりと昇っていく。6階につき、扉

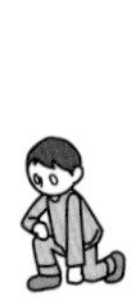

が開く。ジムの外観がみえた時、涙がこみ上げてきた。深呼吸をしてなんとか抑え込み、ドアが開けっ放しのジムの入口をくぐる。そこには、入会した時と同じように、ランニング姿の先生がリングサイドでテレビをみていた。どうやら一人のようだ。すぐにこちらに気づいた先生は、

「心配させやがって」

少し驚いた表情の後に、そういってやさしく微笑んでくれた。ジムの皆へのお土産を渡し、他愛もない世間話をした後に、いよいよ本題を切り出した。ボクシングをもう一度したい。そういった僕に先生はやさしい笑顔で「大歓迎だよ！」といってくれた。

入院してからずっと思い描いていた夢が、現実に変わった瞬間だった。

ついにボクシング再開！　理想の自分と動けぬ自分

ロッカーで着替えを済ませ、靴置き場に自分のボクシングシューズを探しに行った。名札もそのまま保管してくれていて、安心した。バンテージ（拳に巻く包帯）と靴を持ち、ジム内へ戻る。リングサイドの先生に礼をして、準備体操をしながらバンテージを

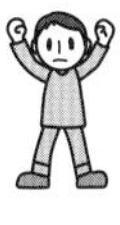

巻いた。震える右手で巻くのはなかなかストレスで時間がかかったけど、思ったよりうまく巻くことができた。縄跳びをすることはできなかったので、鏡の前でウォーミングアップのシャドーボクシングを始めた。

たしかに入院中の自分と比べたら、考えられないくらい動けるようになっていた。しかし、病前の自分と比べたら、雲泥の差があった。ステップを踏もうにも左足に右足が引っかかって転びそうになるし、右ストレートを打つのと左ストレートを打つ時ではまるで違って、何か別のコントローラーで操作しているような感覚があった。ある程度まっすぐに打てるようにはなっていたけど、揺れがひどく、力強くは打てなかった。ストレートを打った右腕を顔の横に戻し、ガードをとろうとしただけで、自分の顔面を右拳が殴ることもしょっちゅうあった。

サンドバッグに打ち込んでみると、『バシィ！』という病前の打撃音のイメージとは程遠く、『ぽすん』と拍子抜けする音が返ってきた。当たった感覚も薄く、心の努力感と比べ、割に合わない力しか出せなかった。再びボクシングをやれるようになった喜びや達成感もあったが、昔の自分と比較してしまうことによる切なさのほうが大きかった。

諦めきれぬ夢

それでも『以前の自分に戻る』という強い気持ちが薄れることはなかった。週5日の勤務、週6日のリハとボクシング。運動麻痺の残る自分には、なかなかハードだったけど、つらいと思ったことはなかった。毎日が充実していた。ボクシングでは、右側がうまく使えない中、そのぶん左側を多用し、うまくごまかして戦うことを覚えていった。オーソドックス（左手前）で構え、左ジャブを多用し、ここぞという時にはスイッチし、サウスポースタイル（右手前）で戦っていた。まだまだ以前の状態には遠く及ばなかったけど、どうにかボクシングっぽくなってきた。練習生だけでなく、プロ選手ともスパーリングができるまでになった。しかし、「なんとかやれるようになりたい」と始めたボクシングだったけど、達成してからはその「なんとか」の4文字がなかなか外れない。

業務のかたわら、足繁くジムとリハに通う生活を2年近く続けたものの、以前の動きには程遠かった。以前の自分と比べるあまり、ボクシングが嫌いになりかける時もあった。このままではいけない。目標に明確な期限が必要だった。一度は諦めかけた夢。直近のプロテストを受け、プロボクサーになる。新しい目標は、とても無謀なものだった。

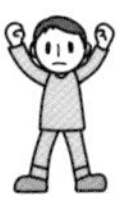

直談判と結果発表

　この目標を掲げた理由。今になって思えば、右半身が完全に元通りにならないことを、受け入れかけていたんじゃないかと思う。退院してから4年弱、毎日トレーニングを繰り返しても根本の動きの質は左側と違っていたから。機能回復を追い求め続ける一方で、どこかでそれを受け入れかかっている自分。きっと、必死で否定したかったんだ。無謀とも思える目標を掲げ、挑戦することで意欲を途切れさせたくなかったのだろう。

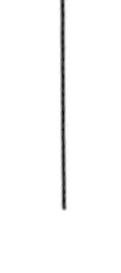

　ジムの先生やトレーナーにプロテストを受けたいと告げると、さすがに首を縦には振ってくれなかった。日を変えて何度も尋ねる僕に、脳の問題や今のファイトスタイルの問題など、幾度となく諭された覚えがある。それでも、なんとかならないかと可能性を探し求めた。

　そんな僕にトレーナーが、プロテストには日本プロボクシング協会に所属するコミッションドクターの健康診断をクリアしなければいけないことを教えてくれた。裏を返せば、そこさえクリアしてしまえば、健康上の理由でプロテストを受けられなくなることはないはずだ。そのことを知った僕は、さっそく入院していた病院に電話をし、当時のカルテと画像を用意してもらった。このような個人情報は、法律で3～5年間は保管するように義務づけられているらしい。僕の入院していた病院は、8年間保管しているとのことだった。

仕事が休みのある秋の日、コミッションドクターが在籍する大学病院へ受診をしに行った。大学病院特有の長い長い待ち時間を経て、コミッションドクターに書類と画像の入ったCD-Rを渡した。先生が少しの間、資料をみる。判断が出るまでは、試験の結果発表を待つ時のように心臓の鼓動が早くなった。先生は、資料を見終わると僕の目を見て、

「うーん……。ごめんね」といった。

このひとことに、すべてが集約されていた。先生は、脳に障害を負った人に対する安全面の考慮のことや、たとえランキング10位以内の日本ランカーでも同じような障害を負うと引退しなければならないことなど、丁寧に、また僕を最大限傷つけないように説明してくれた。会計を終え、病院から出た僕は空を見上げた。

『なんにもなくなってしまった』

秋の空は、空虚な気持ちに拍車をかけた。

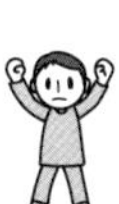

つらい挫折と新たな目標「理学療法士」――障がいから強みへ

約5年の間、それを目標に生きてきた。命の危険があり、寝たきりになる可能性も示唆された状態から、完全ではないとはいえ、再びボクシングができるようになった。第三者の目線で冷静に考えれば、十分すぎる結果だと思う。でも、自分の中では、大きな挫折だった。夢半ばでプロボクサーへの道を閉ざされた僕は、しばらく宙ぶらりんの時間を過ごしていた。あれだけの熱量を生み出せる目標を、再びもてるのだろうか。そう、思っていた。

ある日、自分のこれからを真剣に考えてみた。もともと、人と接することは嫌いではない。スポーツクラブで運動指導をさせていただき、その結果クライアントの笑顔がみられることは、自分にとっては何よりうれしかった。ただし、業務形態などに配慮してもらっている現状でスポーツクラブにこのままいることは、自分の将来のことを考えても現実的ではなかった。

新しい何かをしようとすると、必ずネガティブな自分が顔を出す。学歴もない。お金もない。右半身には、障がいが残っている。二十代半ばとなった自分にはいったい何が

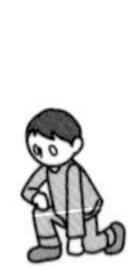

あるのだろう。
『障がいをもっているから』
ともすれば、この言葉は免罪符になりうる。この言葉を発すれば、誰からも何もいわれることなく、親の庇護下で生活はしていけるのかもしれない。しかし、障がいを理由に人生の選択肢を狭めることは許せなかった。そもそも、あの地獄を乗り越えたこの右半身は、自分の誇りだ。決してマイナスポイントなんかじゃない。そう思った時、

さまざまな紆余曲折を経たこの経験は武器になる。

そう思った。患者の主観がわかる自分は、患者に一番近い治療者になれるのではないかと。自分がリハを受けてよかったこと、嫌だったこと。自分の身体を通じて感じたこと、学んだこと。そのすべては、転じて自分の強みになるのではないだろうか。**障がいではなく、強み。**

その可能性に気づいた僕は、理学療法士を志すことにした。思い立ったらすぐ行動。即日、学校案内と入学願書を取り寄せて見学に行き、通学可能な範囲で一番学費の安い学校に入学を決めた。1月を過ぎてからの行動だったので、結構ギリギリだった。金銭的にも余裕があるわけではなかったので、夜間部に入学することとなった。

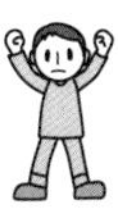

それからというもの、昼間に学校の近くのデイサービスで運動指導の仕事をし、夜は学業に専念する生活を送った。朝6時半に家を出て、23時半に帰る。体力的にキツイ時もあったが毎日が充実していた。個性豊かな夜間部の面々は、僕を障がい者と線引きすることなく接してくれた。時には馬鹿なことをして先生に怒られたり、試験前には協力してまじめに臨んだりと、学校生活をより楽しくしてくれた。

生活に慣れてからは、学校が休みの日に病院に併設されているメディカルフィットネスでも働いた。年末年始以外、週休0日の生活は、約1年半続いた。臨床実習では、名古屋と鹿児島で各2カ月間の実習を行った。実習地の指導者は、僕の体調にこそ気遣ってくれたが、それ以外はまったく区別することなく接してくれた。実際に患者さんと関わる中で、他人の人生に関わり、寄り添うことのできるこの仕事に就きたいと強く思うようになった。

時には思うように動かぬ身体に落ち込んだこともあった。体調を崩し、救急車に乗り検査入院することもあった。でも、心が挫けることは、決してなかった。

『あの絶望の日々に比べたら』

しんどいこと、思うようにいかないこと、嫌なことはいろいろあるけど、そんなこと

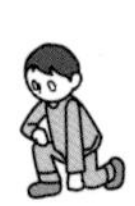

すら生きている証。挫けそうになった時も、あの地獄の日々を乗り越えた自分を信じることができた。紆余曲折を経て、無事に国家資格を取得。卒業時には、日本リハビリテーション学校協会（現・全国リハビリテーション学校協会）から表彰もされた。

　脳卒中に倒れてから約8年。ボクシングを諦めてから約4年。晴れて、理学療法士となり、障がい者から治療家への道を歩き始めた。現在は回復期リハ病院で、ほかのセラピストと同じように1日20単位を取得し、常勤として働いている。理学療法士は、自分が学生時代に思い描いていたよりも遥かにやりがいのある仕事で、毎日新鮮だ。人の人生の一部を預かるという点で患者さんとの関わりはとても難しい面もあるが、単純に心から楽しいものだった。目の前の患者さんがどうしたらよくなるか。毎月3～4回講習会を受講し、知識と技術を学び、それを臨床に活かす。そんな作業を繰り返している。

　だけど、晴れて臨床家となった自分には、ひとつのコンプレックスがある。世の中には、すばらしいセラピストがたくさんいる。人格的にも、技術的にも、患者さんにとっての最適を探し求め、結果にこだわり、経験を積まれた今でも研鑽を怠ることのない治療家の先生を何人も目にしてきた。

　そんな方々とお会いする度に、脳卒中患者さんに誰よりも近い理学療法士である自分

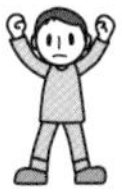

が、まだまだ誰より結果を出せる存在ではないということにもどかしさを感じている。臨床力は、生涯高めていくもの。ならば、現時点で脳卒中患者さんに私ができることは何か？　脳卒中患者であり、理学療法士という二つの顔をもつ私にできること。それは、患者さんとセラピストの懸け橋となることだと思う。

　患者さんの声を臨床の現場に届け、理学療法士をはじめとするセラピストの可能性を患者さんに伝えること。それが、今の私ができることなのではないだろうか。その思いから、現在は回復期リハ病院で日々臨床に勤しみつつ、患者団体であるＮＰＯ法人日本脳卒中者友の会[注1]や一般社団法人日本脳損傷者ケアリング・コミュニティ学会[注2]でも活動している。

　また、日本全国で、脳卒中患者の主観を臨床へ活かす重要性を医療職へお伝えする、この本のタイトルにもなった講演活動「脳卒中患者だった理学療法士が伝える、本当の事」を開催させていただいている。講演には、医療系専門学生から臨床経験35年目のセラピストなど、実にさまざまな経験をおもちの方々にご参加いただき、ご好評をいただいている。

　特に印象に残った出来事がある。

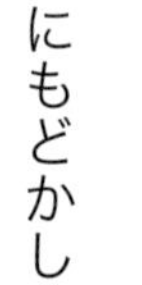

それは、あるリハ専門学校の先生にお呼びいただき、講演した時のこと。特別講義と銘打たれた90分の講演は大講堂で行われ、理学療法士を志す学生が200名以上参加してくれた。皆さん熱心に聴講してくださり、講演後には自主的に質問に来てくれた。一般的な講習会では、4、5名程度の人が質問に来てくれる。多くても10名くらいだ。では、その時はどうだったか？

質問には20名以上の学生が並び、最後の1名の質問に答え終わったのは、講演終了後1時間15分が経過していた。

近年、理学療法士養成校の学生は質が低下しているといわれている。たしかに、そういった一面はあるのだろう。しかし、次の日がテストだというのに、21時過ぎまで脳卒中患者さんに対する関わり方について質問するために残ってくれた彼・彼女らの質が低下しているとは、到底思えない。貴重な機会を設けてくださった先生からは、講演が進むにつれ、学生の顔が臨床家の顔に変わっていく様子がみてとれたとの感想をいただいた。そういった点でも、患者の主観をお伝えしていく必要性を強く感じている。

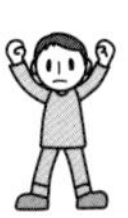

ちょっとブレイク

体調と症状の関係

体調不良の時、脳卒中患者の症状に影響はあるのでしょうか？　結論からいうと、大いに影響があります。たとえば、発熱時。あなたも、熱が出たら身体の節々が痛くなったり、だるくなったりしますよね？　それと同じように、いや、それ以上に脳卒中患者の身体は体調変化に敏感です。私の場合でいうと、右側の肩甲骨が張り付く感じが増し、手足が自分の身体だという感覚は薄くなります。高熱でしばらく寝ていた後に動く時などは最悪です。身体が、閉じ込められていきます。

特に病院勤務の人に多いと感じるのが、患者の体調不良に対する感受性が低いということ。熱だったり、血圧だったりという、数値的なところには敏感なのですが、その時の患者の心の変化には意外と無頓着なのではないでしょうか。

患者「今日は体調が悪くて……、熱もあるの……」
セラピスト「そうなんですか。何℃ありました？」
患者「さっき測ってもらったら、37・3℃あったの……」
セラピスト「（院内のリハ中止基準は37・5℃だから大丈夫だな）そうなんですね。寝てると夜眠れなくなっちゃうから、リハへ行きましょう」
患者「でも、身体も重いし、しびれも強いの……」
セラピスト「寝てると余計に体力が落ちちゃいますよ。リハ行きましょう」
患者「……」

どうでしょう？　違和感を感じませんか？　たしかに、昼夜逆転や廃用症候群の予防は大切です。

でも、1日や2日寝ていただけで、取り戻せなくなるようなリハを行っていたのでしょうか？　患者の心情の前に、病院の単位算定や自分の業務のことが先にある気がします。まず、患者さんの体調を案じ、どこまでならできるのか確認することが必要なのではないでしょうか？

また、体調不良の時だけでなく、気候や水分摂取量の変化が大きい時にも同じことがいえます。低気圧の時や、脱水気味の時は身体の重さや痺れを顕著に感じます。天候は自分の力ではどうにも変えられませんが、水分摂取量は自分の管理でコントロール可能。実は「喉が渇いている」と思った時点で、脱水のサインです。患者さんが一杯の水を飲んでから、リハに行く習慣をつけたいものですね。

※心疾患等の影響で、水分摂取制限をされている場合は、主治医の指示を仰いでください。

能動的な脳卒中経験者との出会い

私は、前述のとおり、理学療法士となってから、脳卒中経験者の患者団体であるNPO法人日本脳卒中者友の会や、一般社団法人日本脳損傷者ケアリング・コミュニティ学会に参加し、さまざまな脳卒中経験者と関わらせていただく機会を得ました。そんな中、脳卒中経験者である私でも驚くような光景を、何度もみてきました。

あなたは、決して障がいの軽くない脳卒中経験者が自分たちで全国規模の学会を開催したり、自分たちだけで海外旅行をしたり、ダイビングなどのスポーツをしているところが想像つきますか？　世の中には、障がいに負けず、毎日を能動的に過ごしている脳卒中経験者が、確かに存在します。

そんな中、私はあることに気がつきました。それは、能動的な脳卒中経験者は皆さんポジティブだということ。私よりよっぽど重度の障がいをもっている人でも、私より行動力のある人もたくさんいらっしゃいます。そして、たくさんの脳卒中経験者と関わらせていただく中で、そんな方々が一様にもっている**三つの共通点**をみつけました。それは、

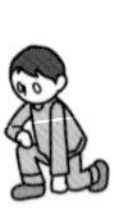

一、社会的役割がある

二、利他的な行動に報酬を感じる

三、仲間がいる

この三つです。社会的役割とは、別に仕事上のことだけでなく、社会の中でなんらかの役割があることを指します。利他的な行動とは、自分以外の他者のためにする行動です。仲間がいるとは、健常者もそうですが、特に同病者の仲間がいるということです。この3点が揃っている脳卒中経験者は、皆さんキラキラした表情をされています。それを証明する、あるエピソードをご紹介します。

それは、日本脳卒中者友の会のクリスマス会でのこと。クリスマス会は毎年恒例の行事で、朝早くから会員（ほとんど脳卒中経験者）が集まり、装飾などの会

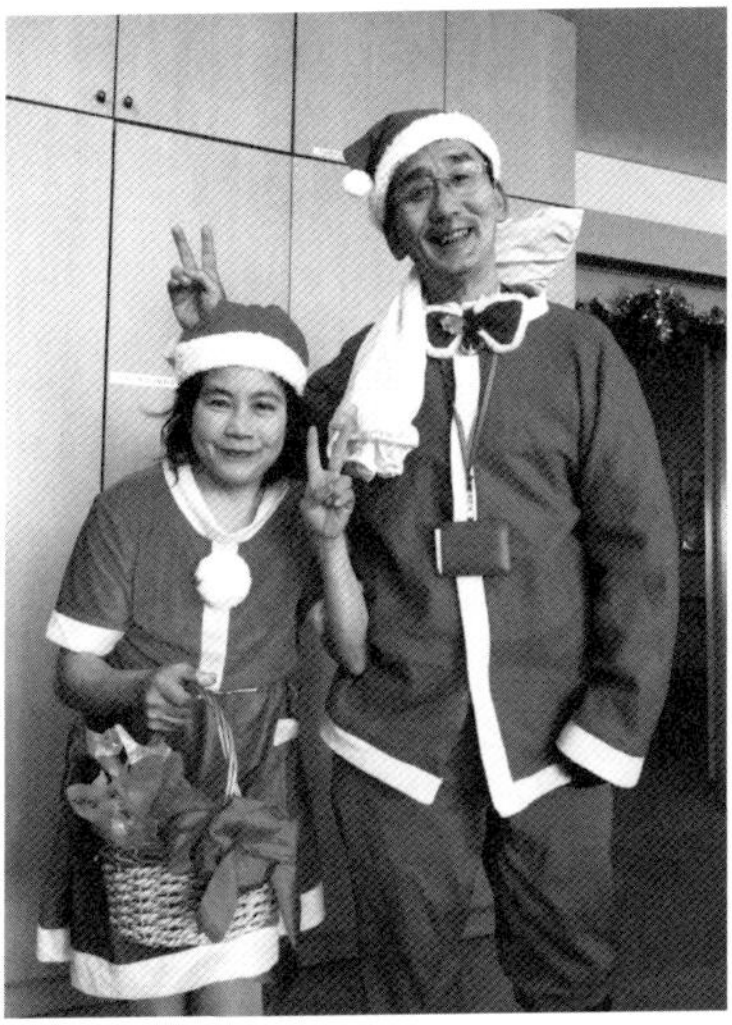

写真１　夫婦の絆が回復の秘訣

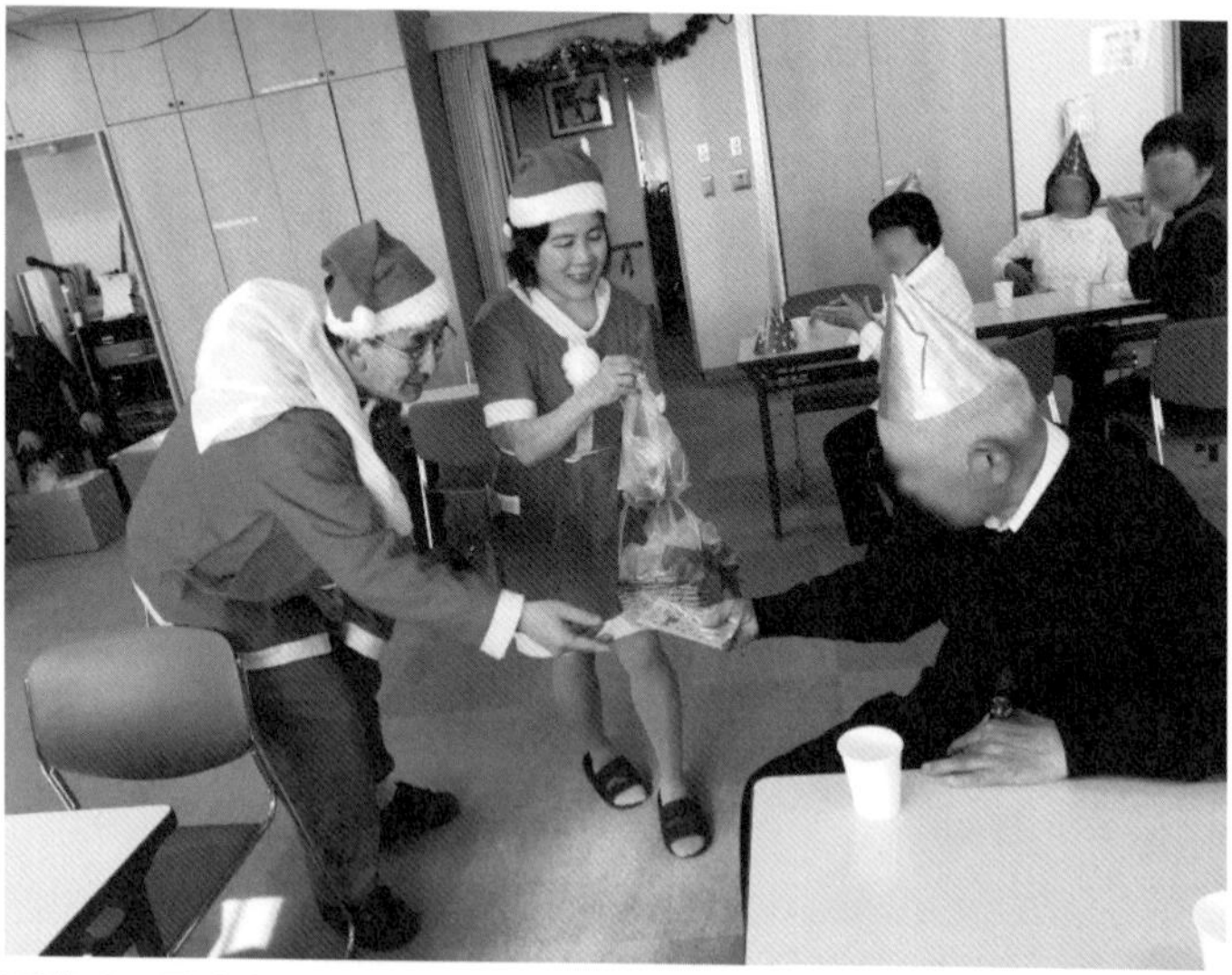

写真２　同病者のためにプレゼントを配って回る

場設営から、実際の司会進行に至るまで、すべて脳卒中経験者主体で行う一大イベントです。**写真1、2**はサンタクロース役を買って出てくれた長坂祐司さん。お隣は、いつもご一緒の奥様。

実は彼は、友の会に参加した当初は車椅子でした。でも、友の会の脳卒中者が能動的に動いているのをみて、一念発起。医者も驚くほどの自主トレーニングを繰り返し、ついには杖で歩けるようになりました！

今では、手放しでかなりの速度で歩かれます。BRSⅡ（重度な半身麻痺）の彼が、仲間のためにプレゼントを配って歩く……これこそ、先に挙げた三要素を含む行動であると思います。ただし、長坂さんの場合は、献身的な奥様の存在が大きな推進力となったことを付記しておきます。つまり、脳卒中経験者が能動的に、主体的になるためには、先に挙げた三要素をいかに退院後に獲得・維持できるようにするか。入院中から、そこに焦点を当てた関わりが重要で、それは脳卒中経験者さんに限らず、すべての患者さんに当てはまる基本原則であると感じています。

すべての脳卒中経験者の皆さんへ

この項は、脳卒中を患い、毎日の生活に不安で、これからの自分に不安で、どうしても一歩を踏み出せない、自分の人生を諦めかけている、あなたにお伝えしたいことを書きました。

「これから先、どうなるんだろう……」
「退院時より、身体の調子が悪い気がする……」
「介護してくれる家族がいなくなったら、どうしよう……」

これからのいろいろなことを考えると、不安で胸が押し潰されそうですか？　私も、そういう時期がありました。

私が発症したのは、23歳の時。その気持ちは痛いほどよくわかります。「頑張って！」とはいえません。だって、あなたはもう頑張っているから。毎日の生活を、動かしづらい身体で、出しづらい声で精一杯過ごしているから。

ただ、知っておいてください。私が理学療法士になったのは、脳梗塞を患った後だということを。私の知る脳卒中経験者では、脳卒中を患ってから、障害者就労支援施設の管理者になった人。脳卒中を患ってから、医師になった人。退院して、しばらくしてから車椅子なしで歩けるようになった人。医療ミスにより脳卒中を患い、閉じ込め症候群（意識はあるが、四肢や顔面が完全麻痺のため、手足や声を使ったコミュニケーションが困難な状態）となった後、一人暮らしをしている人。

ここに書ききれないほど、チャレンジングな人生を送っている人が、たくさんいます。それらの人々にとって、障がいは引け目ではありません。私は、脳卒中となり、さまざまな紆余曲折を経た後に、医療職である理学療法士を志しました。それは、「患者の気持ちがわかるこの経験は、私の強みになる」そう思ったから。

障がいは、決して引け目を感じて生きていかなければならない枷ではありません。

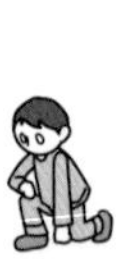

今、私は所属している日本脳損傷者ケアリング・コミュニティ学会で仲間とともに脳卒中経験者の社会参加を推進する活動をしています。日本の教育や、医療・介護の現場で、あなたの声が活かせるような、仕組みづくりをしています。

また、脳卒中者と健常者が垣根なくめちゃくちゃ楽しめるイベント「脳卒中フェスティバル」（脳フェス）を2017年10月29日（世界脳卒中デー）に開催予定です。開催後も、情報サイトとして運営を続けていきますので、もしご興味のおありな方は、次頁のURL注3をご参照いただくか、巻末にかかれているFacebookからいつでも私までメッセージをください。返信にお時間がかかることもあるかもしれませんが、必ず返信させていただきますから。

発症当初。動きづらい身体で、まとまらない思考で、混沌とした想いを抱え、それでも生き抜いたあなたは間違いなく障がいを乗り越えたのです。あなたの経験は、決してマイナスポイントなんかではないのです。

あなたは、もうひとりじゃない。

あせらず・あわてず・あきらめず。

ゆっくりでいいから、一歩ずつ前に、歩んでいきましょう！

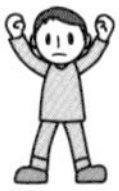

注1：NPO法人日本脳卒中者友の会　http://noutomo.com/
注2：一般社団法人日本脳損傷者ケアリング・コミュニティ学会　http://caring-jp.com/wp/
注3：脳卒中フェスティバル　http://noufes.com/

part 2

理学療法士となった私が伝えたい、本当のこと

prologue

さまざまな障がいを体験して

今から約12年前。2005年11月9日、私は脳梗塞になりました。

意識消失から回復した私は、右半身が動かず、感覚もなく、目はぼやけてみえず、言葉もままならない。まさにどん底を経験しました。

図1は当時の私の脳画像です。カルテをスキャンしたものなので、少しみづらくなっていますが、丸で囲まれた部分が梗塞巣になります。さて、この梗塞巣は何という場所でしょうか？

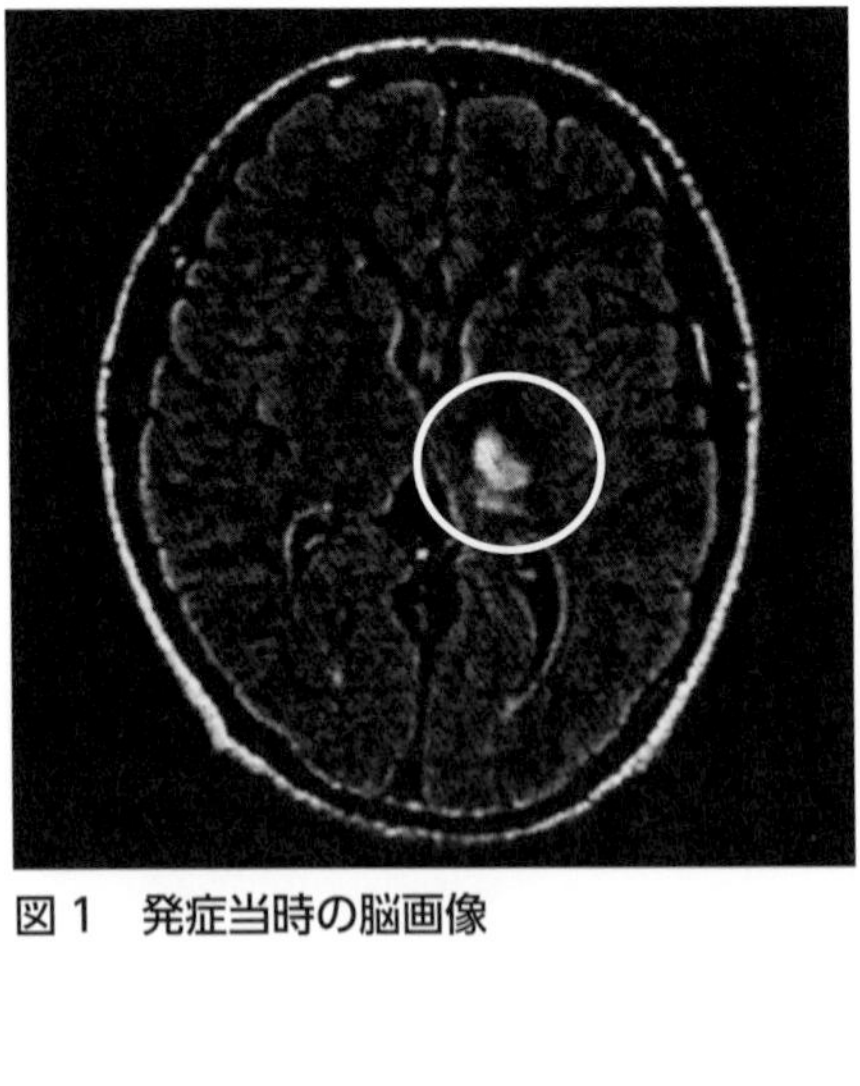

図１　発症当時の脳画像

次の中から選んでみましょう。

1　尾状核
2　内包後脚
3　視床
4　島

選びましたか？

正解は……3　視床ですよね。

どうでしょう。おわかりになりましたか？　私の講習会では、何名かの人にお答えいただいているのですが、大体正答率は50％ほど。普段から画像をみる機会のある人はおわかりになっても、そうでない人には難しいのかもしれません。ただし、この内容は理学療法士の国家試験レベル。画像を読み解くことで、たとえその人が重度の障がいをもっているようにみえても希望を失わないで済みます。

私もまだまだ修業中の身。巻末にオススメの参考書籍・文献(5〜9)を載せましたので、

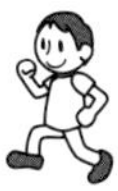

表1　私が体験した、さまざまな障害

障害名	引き起こされる症状
運動麻痺	右手足が思うように動かない
感覚障害	右手足に触れている感覚がない．また、どこにあるかもわからない
運動失調（不随意運動）	右手足を動かした時、不随意に震えが起こる（手>足）
構成失行	絵や図を描くなど、全体を構成する行為ができない
視床性（線条体性）失語	自発的に言葉が出てきづらい
同名半盲	両眼とも、右側の視野が狭い

一緒に学んでいきましょう。

さて、part2では、脳卒中となってから理学療法士となった私が、自らの体験をもとに脳卒中経験者の主観をお伝えいたします。そして、体験から導き出したワークショップにより、脳卒中によって引き起こされるさまざまな障がい（**表1**）を擬似体験していただくことで、患者の主観（**日記1**）の大切さを感じていただき、日々の臨床や介護に活かしていただければと思います。

もちろん、私の体験がもとになっていますので、すべての人に共通することではないかもしれません。それでも、ひとつの助けにはなると、自負しています。また、私は教育者や研究者ではないため、学術的な部分の詳細は専門書に譲らせていただきます。それでは、『脳卒中患者だった理学療法士が伝えダンベルを握りながらフォームのチェック。その後、リングに上がってシャドーをし始める。
軽ーくやった時点でのどが乾く。リングを出て水を飲もうとロープに
近づいた瞬間、周りから音が消えた。聞こえるのは自分の息づかいと、
声にならない声だけ。早く水を飲まなければ。飲んだら良くなる、と思い、
リングロープをくぐろうとする。ヤバイ、ロープをつかんだ手が体を支えられない。
ホネホネロックの様だ。ロープに倒れかかり、よりかかり、ぐにゃぐにゃしながら
どうにかくぐり終える。その後記憶に残っているのは、視界が昔のアメリカ映画のラスト
の様に、キューンと小さくなった事だけ。後で聞いた話によると、水を飲もうと
したらバタッと倒れたらしい。最初は脱水症状だと思ったらしく、周りの
ジム生も気にせず練習していたらしいが、途中少し目を開けた
だけで（これはかすかに覚えている。[redacted]が僕の名を呼びながら頬を叩いて
くれてた時、一瞬目を覚ましたからだ。反応しようとするのだが、声が
出ず、[redacted]の声も遠くから聞こえる様だ。まるで水ん中に
いるみたいに）、後は救急車が到着しても一向に目を
覚まさない僕に、最後は皆練習をやめ、心配そうに見送っていたらしい。
迷惑かけました。

日記１　入院中に思い出しながら書いた、発症当時の状況

たい、本当のこと』part 2スタートです！

chapter 1

運動麻痺の本当

あなたは、自分の意思では手足を動かせなくなったことはありますか？

本項では、脳卒中の障がいで最も知られている「運動麻痺の本当」と題し、その主観について話させていただきます。

脳梗塞になった当時、私は自らの意思では手足を動かせませんでした。一週間ほどで約60度ほど腕があがるようになってきましたが、代償動作を伴わずに行うことは不可能でした。

では、この状態をさっそく体感してみましょう。

肩から手先まで、力を抜いたまま、腕をあげようとしてみてください。

どうしたってあがらないため、肩甲骨は挙上するし、体幹は側屈・回旋していきますよね。このように、ある機能が破綻した時、残存機能でなんとか動作を補おうとするこ

とを代償動作といいます。現在では、私の動作は他人からみたらわからない程度まで回復していますが、私の主観は、左半身（非麻痺側）と右半身（麻痺側）とでは大きく異なっています。本項では、そんな私の主観をお伝えしていこうと思っています。

運動麻痺とは

まずは、簡単な定義からおさらいしてみましょう。運動麻痺とは、「運動中枢から筋線維までのどこかに障害があって、随意的な運動ができない状態」のことをいいます[10]。

運動麻痺は、その障害部位の違いから上位運動ニューロン障害と下位運動ニューロン障害に分けられます。上位運動ニューロン障害は、中枢性麻痺であり、大脳皮質から内包、脳幹、脊髄を経て脊髄前角細胞に至る経路のどこかに障がいがある時にみられます。

これに対し、下位運動ニューロン障害は、脊髄前角細胞から末梢部の筋に至る経路のどこかで障がいがある時にみられます。つまり、私が患った脳梗塞は、上位運動ニューロン障害ということになり、また、延髄の錐体交叉より近位で障がいされたため、症状として反対側の運動麻痺が起こることになります（**図2**）。

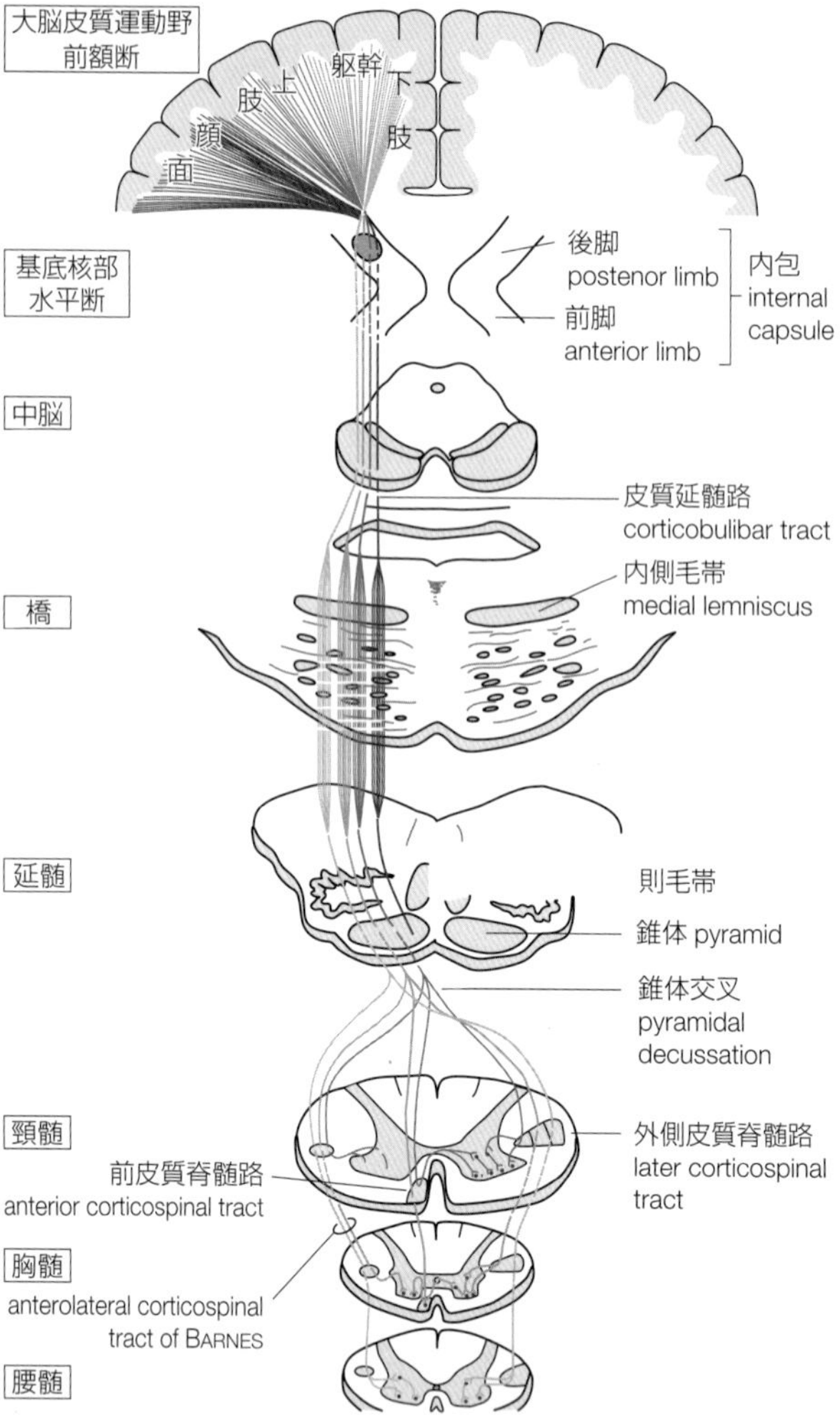

図 2　皮質脊髄路の走行（文献 11）より改変引用）

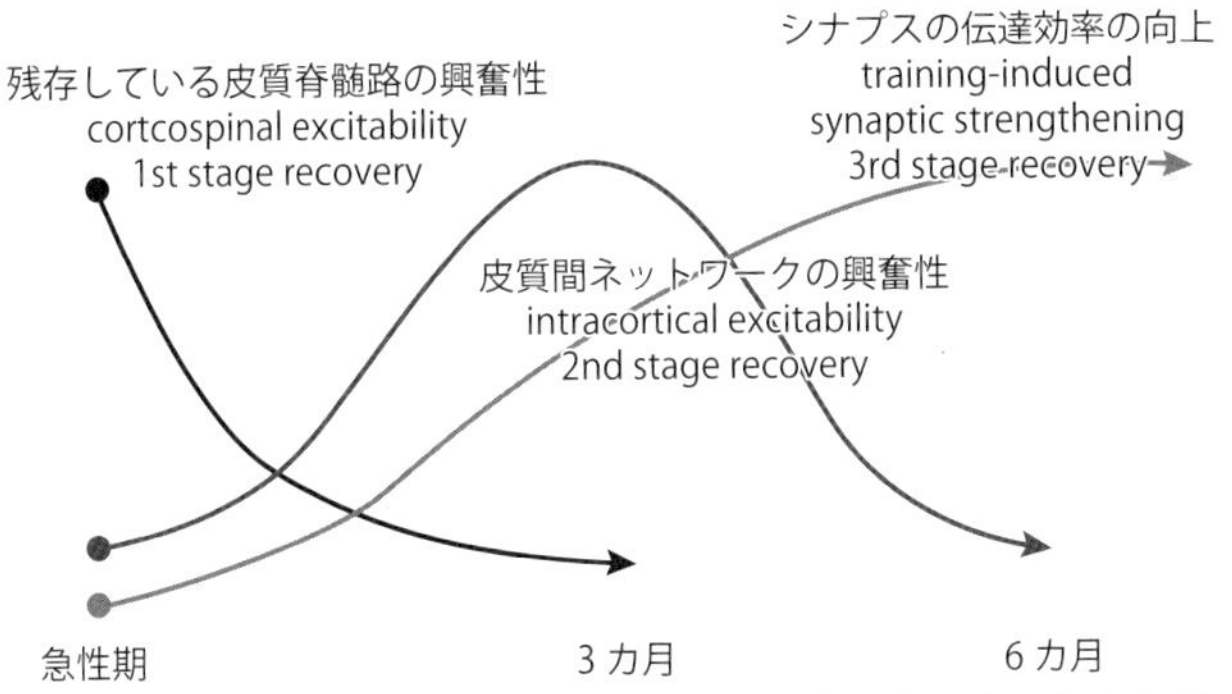

図3　運動麻痺回復のステージとメカニズム（文献12）より改変引用）

ちなみに、中枢部からの指令が電気的信号となり神経路を伝わるとして、正常であればその信号が動かしたい部位に滞りなく伝わるため、運動企図と起こった運動の解離がなく動作が可能です。しかし、私のイメージでは運動麻痺があると中枢からの指令が末梢の効果器（筋）にたどりつく前に、ほかの筋に漏電してしまうため、共同運動や連合反応が起こり、かつ随意運動が行いづらくなるという感覚があります。

では、運動麻痺を患った場合、どのような回復過程をたどるのでしょうか？

その回復には段階的なステージがあるといわれています[12]（**図3**）。

第1ステージは、残存している皮質脊髄路を刺激し、その興奮性を高めることで、麻痺の回復を促進する時期といわれています（1st stage recovery）。そして、その興奮性は急性期から急速に減衰して3カ月までには消失してしまうので、運動麻痺を回復させるためには、可及的速やかに残存している皮質脊髄路を刺激できるかどうかが重要とされています。

第2ステージは、皮質脊髄路の興奮性ではなく、皮質間ネットワークの興奮性に依拠する時期といわれ、3カ月をピークに6カ月ほど続くといわれています（2nd stage recovery）。この時期には、皮質間に新しいネットワークが再構築され、残存している皮質脊髄路の機能効率を最大限に引き出すといわれています。

当時の私の担当リハ医は、ここまでを指して「回復限度」という言葉を使ったのでしょうが、回復過程には続きがありました。それが、第3ステージです。第3ステージは、6カ月以後も持続して徐々に強化されるシナプス伝達の効率化であるとされます（3rd stage recovery）。つまり第2ステージにより再構築された新しい代替ネットワークにおいて、そのシナプス伝達が効率化されることにより出力のネットワークがいっそう強化され、確立される時期であるといわれています。

ここまで書くと、第1ステージからの速やかなアプローチがいかに大切かということがわかります。脳卒中は医療的な治療だけではなく、リハ的にも時間との闘いなわけです。重要なことは、時期によって選択するアプローチを検討するとともに、生活期（発症後6カ月以降）においても、シナプスの伝達効率は変化し続けると知ること。あなたは、生活期の脳卒中経験者の症状は固定化されていると思っていませんか？　既存の教育の問題かもしれませんが、そう考えている医療職者が意外と多くいるように思います。さらにいうと、あくまで主観ですが、私はこの運動麻痺回復のステージ理論がすべてではないと思っています。

図3では、急性期において麻痺を回復させたあとは、皮質間のネットワークやシナプスの伝達効率を向上させることで、機能回復を促すとしています。ということは、生活期においては機能回復というより機能代行（非損傷領域や残存神経ネットワークの機能的再組織化）の要素が強いということになりますが、私は発症後6カ月以上経過してから走れるようになったし、ボクシングができるようにもなりました。「運動の質」も発症前に近づいたと、強く実感しているのです。

Ｐａｒｔ1からここまでお読みいただいたあなたは、退院後半年以上経過しても回復することをご理解いただけますよね？　私は、「回復限度」は患者さんや医療職者が諦めた時だと捉えています。確かに、壊れた脳組織が戻ることはないかもしれません。しかし、私たちの脳は、日々最適な状態に適応しようと変化してくれています。脳卒中経験者が忸怩たる思いの反すう作業の結果として答えを導き出したのならともかく、医療職者としては安易に限界を決めつけないよう心がけたいものです。

「片麻痺」って本当？

よく脳卒中経験者の障害を表す言葉として、「片麻痺」という表現が使用されます。しかし、本当に片側の問題なのでしょうか？　私は身近にセラピストが多いため、評価をしてもらうことが多いのですが、その中で片脚立ちを求められることが多々あります。かなり動ける私ですが、片脚立ちは苦手。特に、右脚で立とうものなら、運動麻痺と運動失調の影響からゴムボールの上で立っているような不安定感を感じます。普段の動作からは想像できない、氷上にいるような格好をしている私をみて、何人のセラピストが思わず笑いだしてしまったことでしょう。

では、いわゆる「健側」とされる左脚で立っている時、私はどう感じていると思いますか？　「片」麻痺であれば、左脚にはまったく問題はないはずですよね？

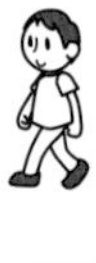

最初は確かに、明らかにやりづらい右側と比べ「左側はやりやすい」と思っていました。しかし、何回か行っているうちに、左脚で立っている時も、「収まりが悪い」ことに気づきました。股関節がしっかりはまっていない感じというか、安定性が低いのです。また、不意に歩き出した時に、左の膝が体重を支えきれず、ガクッと軽く膝折れをすることがあります。それは一体、なぜなのでしょうか？

それを知るため、講習会に参加したり、さまざまな論文、書物を読む中で、「健側」という概念に疑問を抱くようになりました。たとえば、大川ら⑬は、100名を超える脳卒中患者の上下肢の筋力を測定した結果、脳卒中患者は健側の筋力低下の問題も有しており、上下肢ともに正常者の42・2～81・6％と著明な筋力低下を示したと報告しています。これは、発症後の期間と筋力とは高い負の相関があり、廃用性の筋力低下である可能性を示唆するものであると考察しています。

また、高草木⑭は、随意運動を司る皮質脊髄路は主に末梢の筋を制御し（外側運動制御系）、それに対し姿勢制御は、網様体脊髄路によって制御され、無意識下で同側・両側の四肢近位・体幹部を制御していると報告しています（内側運動制御系、**図4**）。

網様体脊髄路には、橋から起こる橋網様体脊髄路と、延髄から起こる延髄網様体脊髄

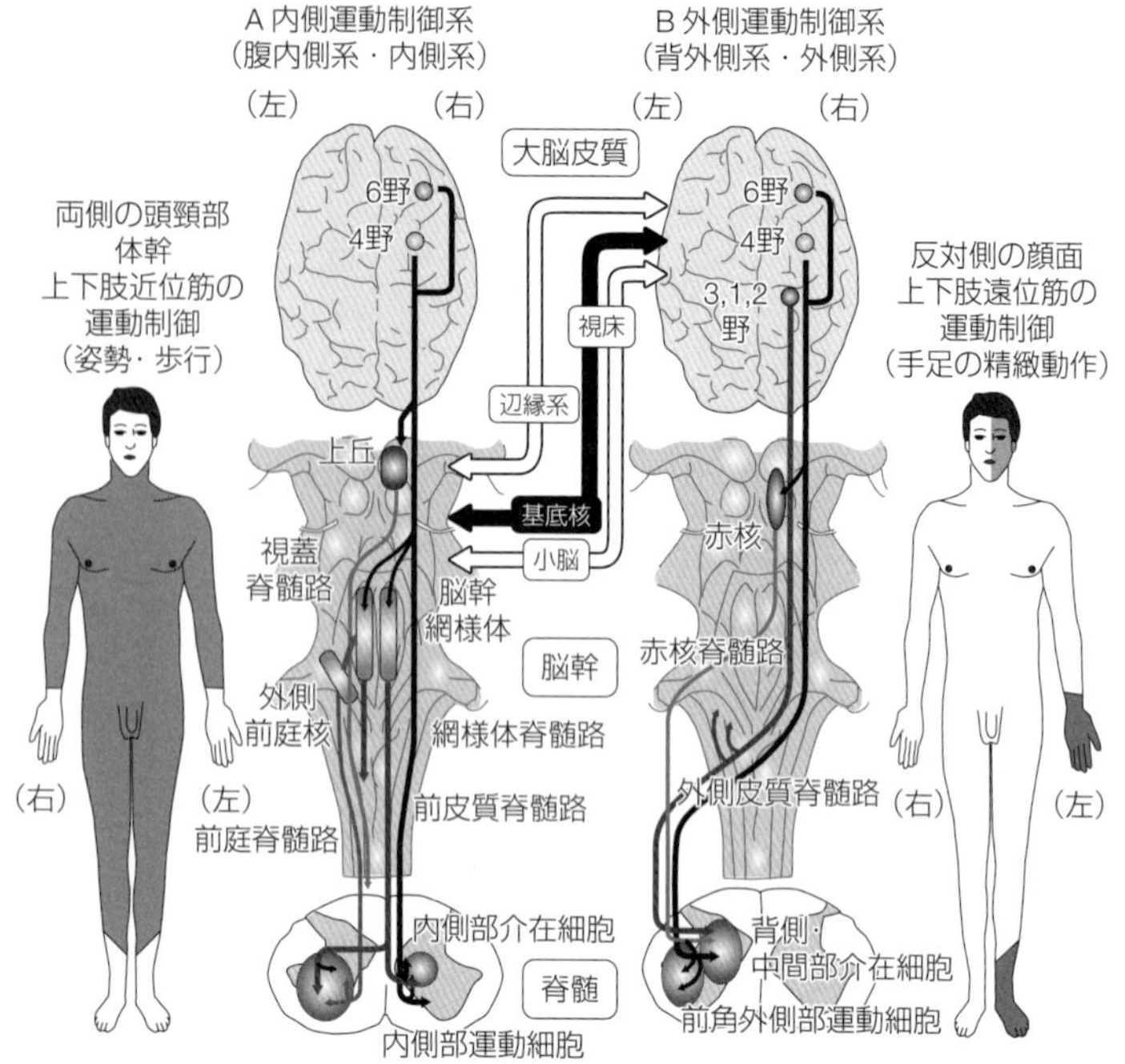

図 4　内側運動制御系と外側運動制御系（文献 14）より改変引用）

路があり、橋網様体脊髄路は主に同側に投射し、延髄網様体脊髄路は両側に投射するといわれています[15]。また、橋網様体脊髄路は主に同側の抗重力伸展活動に関わり、延髄網様体脊髄路は屈筋群に関わることが判明しており[16]、人間の行為に随伴する姿勢制御において協調的な活動を担保しているといわれています。

近年、拡散テンソルトラクトグラフィーという撮像法によって、網様体脊髄路の起始である皮質網様体路の描出が

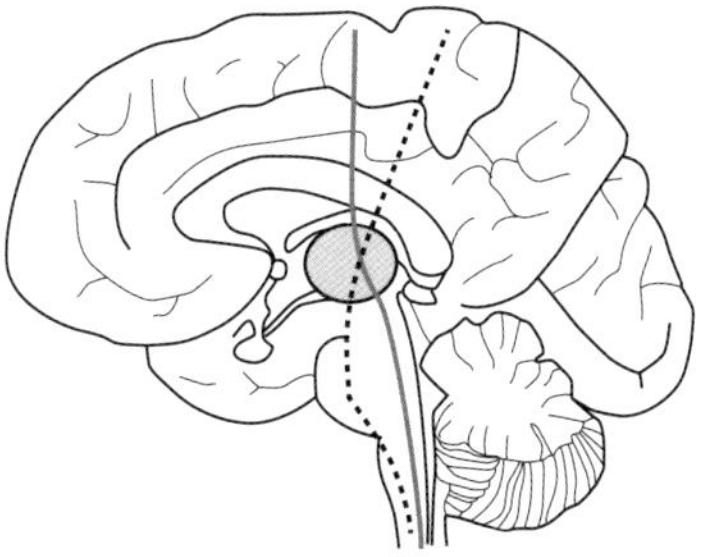

図５　皮質脊髄路と皮質網様体路および上縦束の走行

可能となっています。その走行は、視床や内包後脚のレベルでは皮質脊髄路と隣接していることから、私の場合、ざっくりいうと右側四肢末梢の運動麻痺と、両側の姿勢制御の障がいがあるといえます（**図5**）。

昨今、神経理学療法分野の著名な先生方のご尽力により、「麻痺側」という概念に疑問が呈されています。「片麻痺」という言葉に隠された障害像を見過ごさないようにしていきたいものですね。

Brunnstrom recovery stageⅥは「正常」？

中枢性麻痺は、質的変化といわれます。腕神経叢損傷などの末梢性麻痺は筋力が段階的に回復していきますが、中枢性麻痺は、弛緩性・痙性など一方向では説

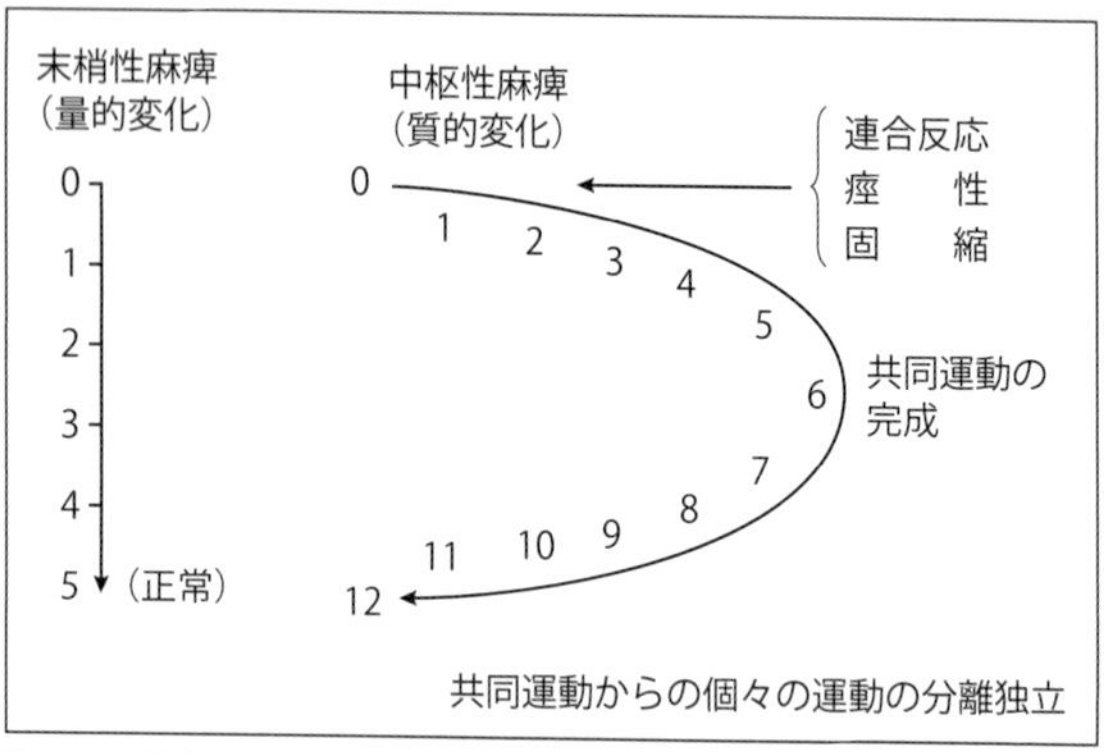

図6　末梢性麻痺と中枢性麻痺の回復過程の差（文献17）より引用）

明がつかない回復段階をたどります（**図6**）。その中枢性麻痺を少しでも定量的に評価するために、スウェーデンのSigne Brunnströme（一八九八ー一九八八）が考案したのが、Brunnstrome recovery stage（BRS）です。

　BRSは順序尺度という性質にみえるためか、勘違いされていることがあると思います。あなたは、stageⅠの弛緩性麻痺からstageⅢの共同運動の完成など、数字が小さいほうから順に回復していくと思ってはいませんか？　あくまでこの評価は、現在の中枢性麻痺の程度を少しでも定量化しようと数字をつけただけで、順々に回復段階を上がっていくわけではないのです。たとえば、stageⅢの共同運動が仮に完成してしまったら、さらに上のstageに回復することはなかなか困難です。そもそも随意性の問題でstageⅢなのか、随意性低下と筋力低下が重複していることが問題なのか、さまざまな感覚の統合過程の問題なのか。それらを詳細に評価する必要があるということです。

　また、私は「stageⅥ」の扱われ方についてもひとこと申し上げたいです。私は、ＢＲＳで評価するなら、stageⅥに該当すると思います。ここで声を大にしていいたいのは、stageⅥは決して正常ではないということ。StageⅥの私の主観からすると、左腕を動かす時は無意識に動かせますが、右腕を動かす時は左腕とは違う回路を使っている感覚がします。

　身体の「つながっている感」も、左上下肢では体幹から指先まで密に感じますが、右上下肢では虫食いの箇所があり、モーションキャプチャーで動かしているような感覚があります。一本の細い針金でつながっているような、頼りない感覚です。もっと動かない時は、手を握る時だって内側から握ることができず、外側から人に握られているような感覚がありましたし、『どっか動け～！』と念じた結果、肩や肘にもその念が分散し、ようやく手を握ることができる感覚もありました。

　また、現在も右半身は常に重だるさと闘っています。特に、肩甲骨から脇腹にかけて

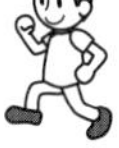

は、座っている時でも放っておくと縮んでいきそうなほど、常に重さを感じています。

あなたはプールや海で全力で泳いだことはありますか？　クタクタになるまで泳いだ後に水から上がると身体が重く感じたりしませんか？　あの時の重だるさが、常に身体の半分にまとわりついているような感覚が近いように感じます。

岩村(18)は、重さの感覚は筋を動かそうとする努力感、すなわち脳が筋に送る遠心性の指令に依存していると示唆しています。つまり、筋肉を使うために中枢から送られる指令＝主観的な努力感と、筋を含む末梢から大脳に戻される情報＝実際に起こった感覚に不均衡がある時に、人は重さを感じるというわけです。Holst(19)は、遠心性コピーという概念を提唱しました。何か運動が起こる時には、その運動の結果起こる感覚をあらかじめ予測しておくように、運動中枢から感覚中枢へと遠心性コピーを送っておき、実際に起こった感覚入力が遠心性コピーと等しい時に、世界は定常的に感じられるとしました。

運動麻痺があると、脳が身体を動かそうとしても思ったように動いてはくれません。つまり、主体的な努力感＞末梢からのフィードバックとなって、重さを感じるというわけです。あなたも何か物を持ち上げようとした時に予想より重量があって、「!?

重っ！」となった経験はありませんか？　この場合は、脳で予測を立てた重量よりも、実際に起こった感覚が重く、（予測された）主体的な努力感＜末梢からのフィードバックとなり、重さを感じているわけです。

ひとつ強調したいことは、**あなたの目の前にいる運動麻痺の患者さんは、あなたと同じ感覚で腕を動かしてはいない**ということです。一つひとつの動作を行う時に、あなたよりも意識をしなければならず、常に努力的になりやすいのです。ＢＲＳでstageⅥだからといって安易に正常と考えるのではなく、患者さん個々人の動作をしっかり評価し、患者さん本人の声に耳を傾ける必要があると思います。

利き手交換の方法

理学療法士になってから、作業療法士さんに何度か、「小林さんって、利き手交換しているんですよね。すごいですね、どうやったんですか？」と聞かれたことがあります。そのたびに、返答に困ります。なぜなら、意識して行ったことがないからです。作業療法士さんに非麻痺側での書字の仕方を習ったわけでもないですし。

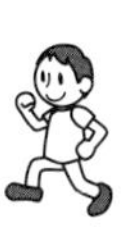

ですから、「生活に困ったから」と答えるようにしています。そもそも急性期の頃は右腕が動かなかったし、動くようになってからも運動失調の影響で指や手が震え、ペンや箸なんて持てたものではなかったので、必要に迫られて左手を使っただけなのです。もちろん、最初から今のように器用に使えたわけではありませんでした。

では、どうやって上達したのでしょう？

Ｐａｒｔ１でも書いたように、私にとっては日記をつけたことが非常に重要なポイントになったと思います。きっかけは、運動麻痺側のトレーニングのつもりで、父が買ってきてくれたノートに書き始めたこと。最初は筆圧も強く無駄な力が入ってしまって、左手でも長くは書けなかったのですが、書いていくうちにだんだん余分な力が抜け、たくさん書けるようになっていきました。

食事にしたってそう。生きていくためには食べなくてはいけない。目の前に用意された食事を、なんとか食べるために左手を使ったに過ぎないのです。

ただ、その中で自分なりに工夫したことはいくつかあります。ノートを固定するための重りを使ったり、書く場所を低くして肩の力が抜けるようにしたり、茶碗についたご飯粒は、あえて箸で取りきるようにしたりと、いろいろ試みました。高さ、重さ、形状、摩擦、空間の広がりといった難易度の調節と、自分ルールに基づく課題志向型訓練……。リハを行う時に重要な、この二つの考え方の基盤は、この頃に身についたのかもしれません。

しかし、なぜかこれらは左手の時にだけ採用していました。今思えば、不自由であるはずの右側で何かをする時は、そんなこと微塵も考えていなかったのです。ただがむしゃらに、目の前の課題に取り組んでいました。もしあの時、日常生活の中で、「今はこの高さまでで動かすように」とか、「この範囲の運動にとどめておきましょう」といったアドバイスがあったとしたら、余分な代償動作を伴わずに生活できていたかもしれません。

ちなみに、発症後の私が最初にペンを握った時は、正しい握り方がなかなかできませんでした。さらに、間違った握り方のまま文字を書く時もありました。それは、右手指がうまく動かず変なところで収まってしまい、直すのも面倒だからそのまま書くといったような無精が理由のことも多くあったのです。たとえば、物品操作がうまくできない右運動麻痺の患者さんをみて、すぐ「失行があるな」と思うのではなく、それが物品の意味がわからないのか、操作方法がわからないのか、それとも運動機能が低下しているのか、面倒くさいのか。しっかり評価することが必要だと思います。

痙性麻痺と筋力増強練習

中枢神経疾患に対する理学療法の歴史において、筋力増強練習は痙性を増悪させるという考えが長い間主流でした。そのため、痙性筋に対する筋力増強練習は避けられてきたという現実があります。しかし、近年その考えは明確に否定されており、筋力増強練習は痙性に負の影響を与えないことがわかっています[20]。

では、筋力増強練習を行った後の脳卒中経験者の主観はどうでしょうか？　あなたは、聴いたことがありますか？

私も入院中には、お尻上げやキッキングなどの筋力増強練習を処方されていました。そんな時、私は何を感じていたか？（あくまで、私個人の主観です）。

私は、筋力増強練習を終えた後、明確に「麻痺側の身体が重だるくなる」ことを体感していました。とても歩きづらく、腕もあがりづらい。運動の自由度が損なわれる感覚がありました。また、ｐａｒｔ１で書いたとおり、腹筋を使って歩く方法を教わった後

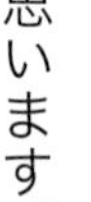

ではとても疲れ、そもそも元からこんな歩行はしていないのでは？という疑問をもつほどでした。退院してから、独学でウエイトトレーニングを行った時も、これらの症状を感じていました。

しかし、ようやく探しあてた初動負荷トレーニング®（part1参照）を行った後は、比較的高重量を取り扱った後も、身体は軽く感じていました。

二つのトレーニングの間には、何の違いがあったのでしょう？

ひとつは、負荷形態の違いがあります。いわゆる一般的な筋力増強練習では、終動負荷といい、動作の終わりに一番負荷がかかる形態となりますが、初動負荷トレーニング®は専用カム（ギア）で、最初にかかる負荷を『ゼロ化』し筋肉のゆるみ（弛緩相）を作り、これから低緊張による筋肉の伸び縮みを反復します。さらに、初動負荷トレーニング®は、末梢の循環をよくすることが知られており、関節可動域の増大、神経筋機能の改善、疲労物質除去の効果が認められています[21]。

二つ目は、一般的な筋力増強練習では、動作を行う際に体幹部は固定されていることが多いのですが、初動負荷トレーニング®では重心位置変化を巧みに利用します。つまり、自身の体幹部で半不随意的に重心の位置を変え、そこから生み出される位置エネル

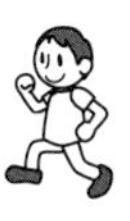

ギーと、初動時の負荷の半随意的な切り返しで重量をコントロールするのです。

初動負荷トレーニング®の発案者である小山裕史氏は、自身が名付けた「初動負荷」という言葉の定義を、「身体のポジション変化、およびそれに伴う重心位置変化を利用して、主体となる筋肉（主働筋）の弛緩‐伸張‐短縮の一連の動作過程を促進させるとともに、主働筋活動時に、その拮抗筋ならびに作用する筋の収縮（共縮）を防ぎながら行う運動」としています(22)。正確な理解には、成書・関連書をご一読ください。

三つ目は、神経科学的な効果です。Hodges(23)によると、随意的な素早い末梢運動に先駆けて、姿勢制御のために非運動側の腹横筋が働くといわれています。随意的な運動は皮質脊髄路が、腹横筋などの体幹筋は網様体脊髄路が主に支配していることから、運動時に皮質脊髄路と網様体脊髄路が協調的に活動していることを考えた場合、初動負荷トレーニング®は通常のトレーニングよりも網様体脊髄路による姿勢制御能を賦活していることが考えられます。随意運動に先駆けて、予測的な姿勢制御として網様体脊髄路が働くことで、土台である体幹部が安定し、末梢の四肢が軽く感じた可能性もあるのではないかと考えています。

脳卒中経験者の歩行を体感しよう

ここまでお読みいただいて、主観が大事とはいうものの「運動麻痺になったことがないから、わからないよ」と思われている人はたくさんいらっしゃると思います。そのとおりだと思いますし、脳卒中になんてならないでください。なかなか大変ですから。

私的には、「変な寝相で寝てしまい、朝起きて腕が思うように動かず、痺れも強い」時が半身に起こっている感じ、という表現が近いと思っているのですが、そんなに寝相が悪い人はいないようで、講習会でもキョトンとされることが少なくありません。そこで、ある疑似体験を行ってみましょう。

表2は、『ペリー歩行分析』[24]という、理学療法士にはおなじみの書籍に載っている表なのですが、上部は脳卒中発症後平均6週間を経過した、車椅子自操か歩行が最低5分連続で可能な運動麻痺者の歩行速度・酸素消費量・酸素費用を表しています。下部は健常成人の膝屈曲位での歩行速度・酸素消費量・酸素費用を表しています（酸素費用＝1mを歩行するために必要なエネルギー量）。

特徴的なことは、運動麻痺者の歩行は非常に遅い速度のため、時間単位での酸素消費

表2　運動麻痺者の歩行と健常者の比較（文献24）より改変引用）

	歩行速度 (m/min)	酸素消費量 (ml/kg/min)	酸素費用 (ml/kg/m)
20〜59歳	80	12.1	0.15
60〜80歳	74	12.0	0.16
片麻痺者	30	11.5	0.54
歩行時膝屈曲角度	歩行速度 (m/min)	酸素消費量 (ml/kg/min)	酸素費用 (ml/kg/m)
0°	80	11.8	0.16
15°	77	12.8	0.17
45°	64	14.5	0.22

量は健常人の膝関節45度屈曲歩行よりも少ないのですが、距離あたりの酸素費用は非常に高いということ。その差は約2・5倍にもなります。とても単純にいうと、脳卒中経験者の歩行は、健常人が膝を45度曲げて10m歩く約2・5倍疲れるのです。

さあ！　文字を追うだけでは、そろそろ退屈してきた頃ではないですか？　ここで、少し身体を動かしてみましょう！　脳卒中経験者の主観を疑似体験するため、身体をまっすぐにした状態で膝を45度曲げ、歩いてみましょう！

ちなみに、出先で周りに他人がたくさんいる状態で行うと、周囲の人々の心がざわつきますので、くれぐれもご注意ください。

さあ、Let's try！

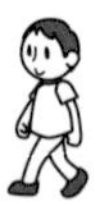

どうでしょう？　けっこう疲れませんか？　それの2・5倍ですからね。なかなかのしんどさだと思ってください。しかも……、精神的には、（特に発症から間もなくは）もっとしんどいです。

それはなぜか？　あなたは、どうやって力を入れたら膝が折れないのか、ちゃんと足は地面に着いているのか、膝はどこにあるのか、しっかりわかっていますよね？　脳卒中経験者はそれがわからない（わかりづらい）のです。そんな中、とてももどかしい生活をしているわけです。

そこで、今度は運動麻痺者の歩行の〝もどかしさ〟を体感していただこうと思います。ただし、これには誰かの協力が必要です。どなたかと一緒に行ってみてください。

いったい何を行うか？　それには実際の脳卒中経験者の主観を知る必要があります。

知人に、とても痙性が強い運動麻痺の人がいます。その知人に、歩いている時の感覚を聞いた時、「歩く時、2〜3人に（麻痺側の足を）押さえつけられている感じがする」と回答がありました。想像してみてください。ちょっとそこまで歩こうとした時や、買い物に行こうと家を出た時。常に2〜3人から足を押さえつけられていたら。とてつもなく大変ですよね。

その大変さを、少しでも体感してみましょう！

被験者は、楽に立っていただき、もう一人が被験者の足を押さえます。被験者が足を振り出すのに合わせて足に抵抗を加えます。負荷量としては、被験者が代償動作がなくては振り出せないくらいに強めで行ってください。押さえる人は、太ももを押さえるか、足首を押さえるかでも負荷が変わるので、場所をいろいろ変えてみましょう。

※本節の歩行を試す際、下肢関節や腰などに不安のある人は無理をなさらないでください。

いかがでしたか？　思いどおりに足を出せないもどかしさを感じていただけましたか？　まっすぐ足を振り出そうと思っても、振り出すことができませんよね？「頑張って！」といわれても直せませんよね？　いわれても直せないから、リハをしているわけです。脳卒中経験者の歩行は肉体的にも精神的にもとても負担がかかるのです。盲目的な「頑張って！」という声がけは果たして適切でしょうか？

ちびまる子ちゃんとロッカーファンクション

脳卒中経験者の歩行を擬似体験していただいたあなたなら、患者さんにはより楽に歩いてもらいたいと思われたのではないでしょうか？　そこで、そもそもの歩行の定義をおさらいしてみましょう。

Neumann[25]は、歩行は、「バランスの消失と回復の繰り返しであると定義できる」としています。どういうことか、体感してみましょう。

※歩くことに不安を感じる人はお控えください。

①周辺に障害物がない３ｍほどの直線路の前に立ちます。
②背筋を伸ばし、下肢も曲げずに身体を前方に倒します。
③転倒を防ぐため、意識しなくても足が前に出ます。

いかがでしたか？　すべての人の足が楽に前に出たと思います。足が前に出ない人は、おそらく股関節が屈曲してしまっていたはずです。このバランスの消失と回復の繰り返しが歩行であるというわけです。

余談ですが、この文章を書いている時に、幼い頃に読んだ漫画『ちびまる子ちゃん』

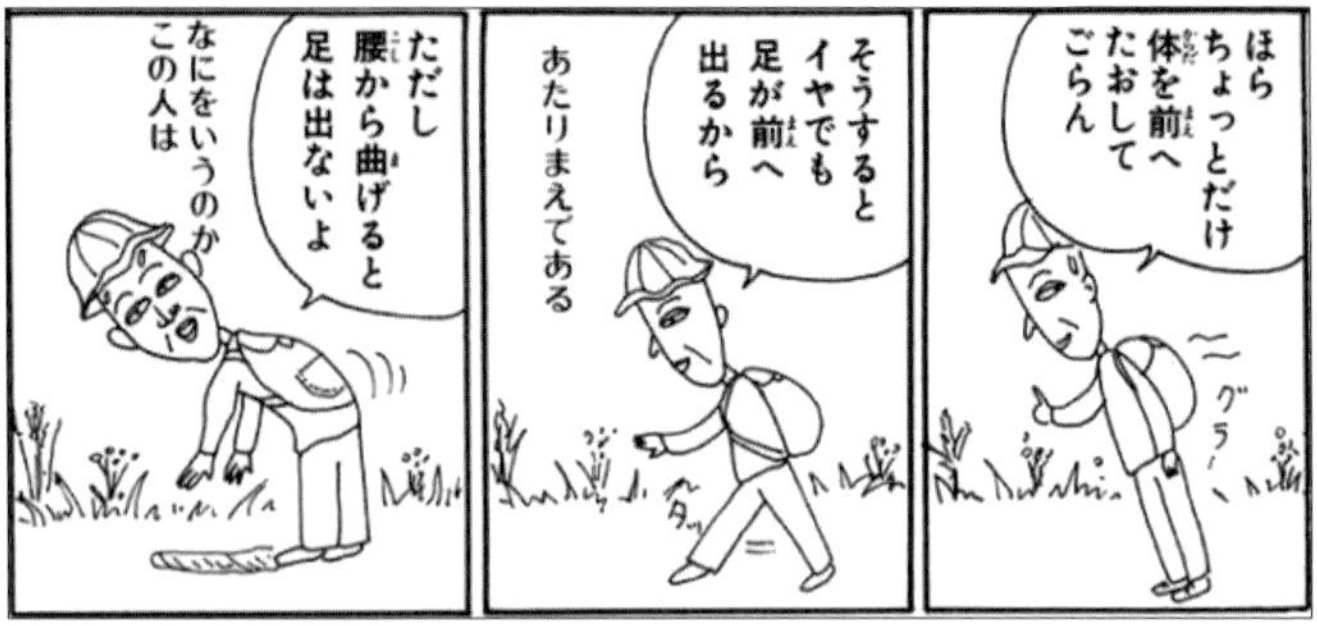

図7　RMC『ちびまる子ちゃん』5巻（集英社刊）より　© S.P

を思い出しました。まる子が遠足で登山をするのですが、疲れたというまる子たちに登山ガイド（先生だったかも？）の人が、「ちょっとだけ体を前へたおしてごらん。イヤでも足が前へ出るから」「腰から曲げると足は出ないよ」とアドバイスしていました（**図7**）。

当時は「当たり前じゃん」と思っていましたが、多くの専門職が参考にする専門書と同じ内容を30年ほど前に書いていたとは……さくらももこ恐るべし、ですね。

ただし、この股関節を曲げずに下腿から前傾させることは、歩行中にたとえると立脚中期以降の筋活動に近いと思われます。そしてそれは、片側に運動麻痺のある者にとっては難しい課題なのは想像に難くないと思います。なぜなら、この時の制御を可能にするには、特に股関節の屈筋と足関節の底屈筋の遠心性収縮が必

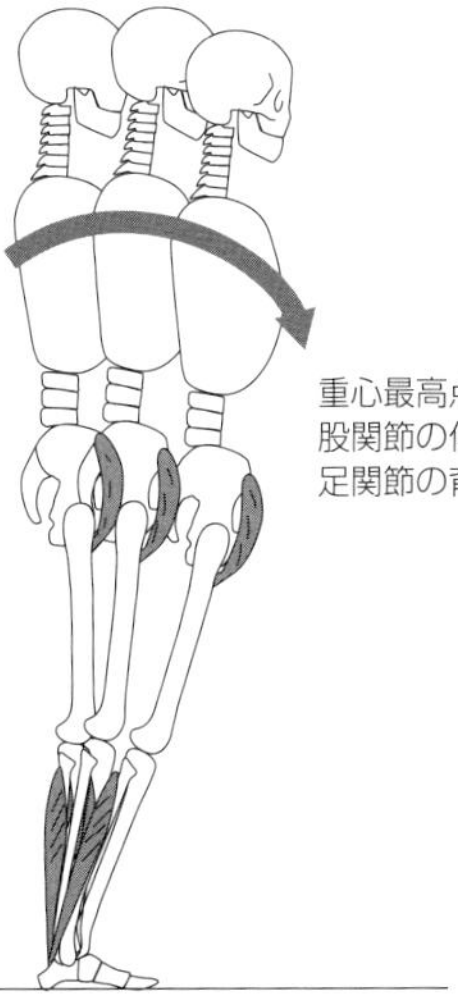
重心最高点から体幹直立のまま
股関節の伸展→屈曲筋の伸長
足関節の背屈→底屈筋の伸長

図８　立脚期後半の振り子の動きと筋活動
（文献 26）より改変引用）

要だからです（**図8**）。

建内(27)は、足関節底屈筋と股関節屈筋はともに、立脚中期以降に伸張されながらエネルギーを蓄積し、その後エネルギーを蓄積させて下肢の振り出しを作り出すと述べています。そして、両者は歩行周期の同時期に同様の機能を有しているため、一方の機能低下は他方の代償的な作用増加につながる可能性が高いとしています（**図9**）。

実際の臨床でも、足関節底屈筋群の弾性力をうまく使えず、股関節屈筋群の努力的な振り出しにより代償している人は多いと感じます。そのため、その両者が機能的にリンクしているという視点をも

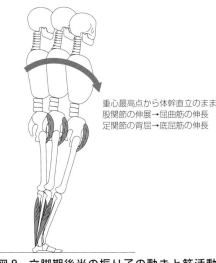

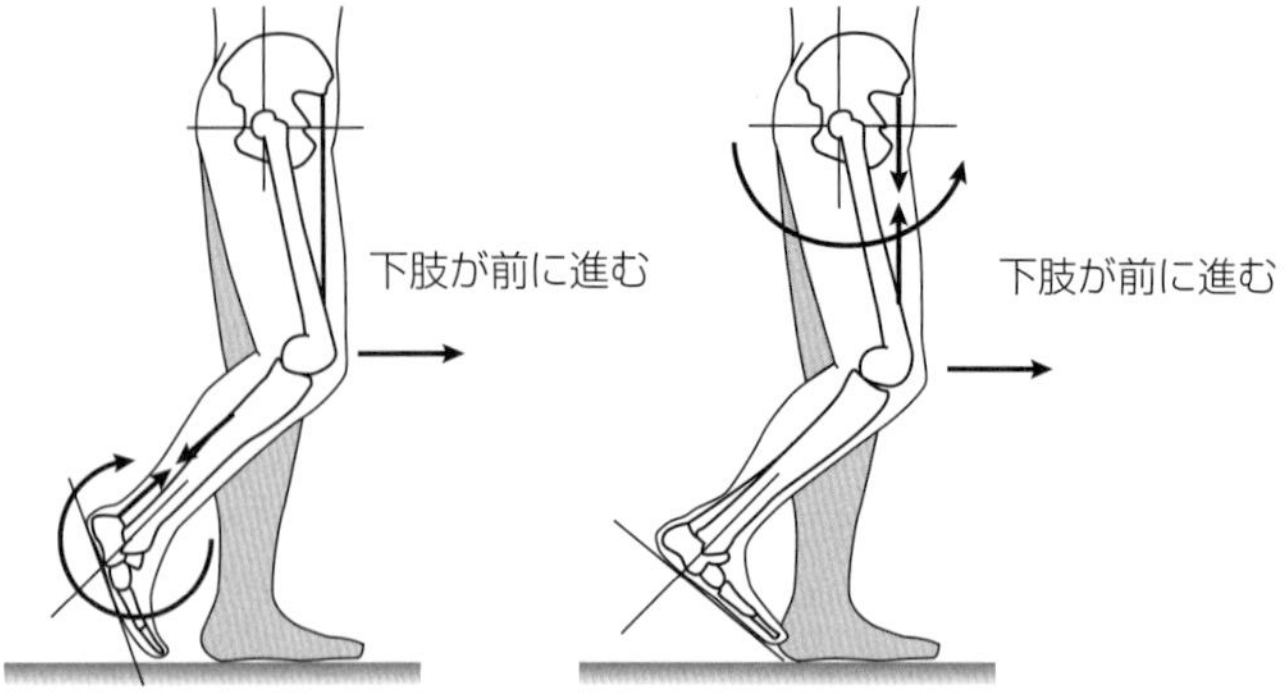

a．足関節底屈筋の求心性収縮は、下腿を前方に押し出す　b．股関節屈筋の求心性収縮は、大腿を前方に引き上げる

図9　推進力を生みだす足関節筋底屈戦略と股関節屈曲戦略（McGibbon CA：Toward a better understanding of gait changes with age and disablement：neuromuscular adaptation. *Exerc Sport Sci Rev* **31**：102-108, 2003 より改変引用）

つことは重要だと思います。

また、効率のよい歩行は倒立振り子モデルといわれる、ロッカーファンクションが機能することが条件となります。これは、立脚期の身体がロッキングチェアのように回転しながら前方に移動していく動きを表しており、**図10**のように回転の中心が踵↓足関節↓前足部↓つま先と徐々に前方へ移動していき、それに対応した筋活動が各相でみられます。つまりロッカーファンクションは、効率のよい歩行を実現させるうえでは欠かせない視点であるといえます。

この重要なロッカーファンクションですが、脳卒中経験者ではどうなっている

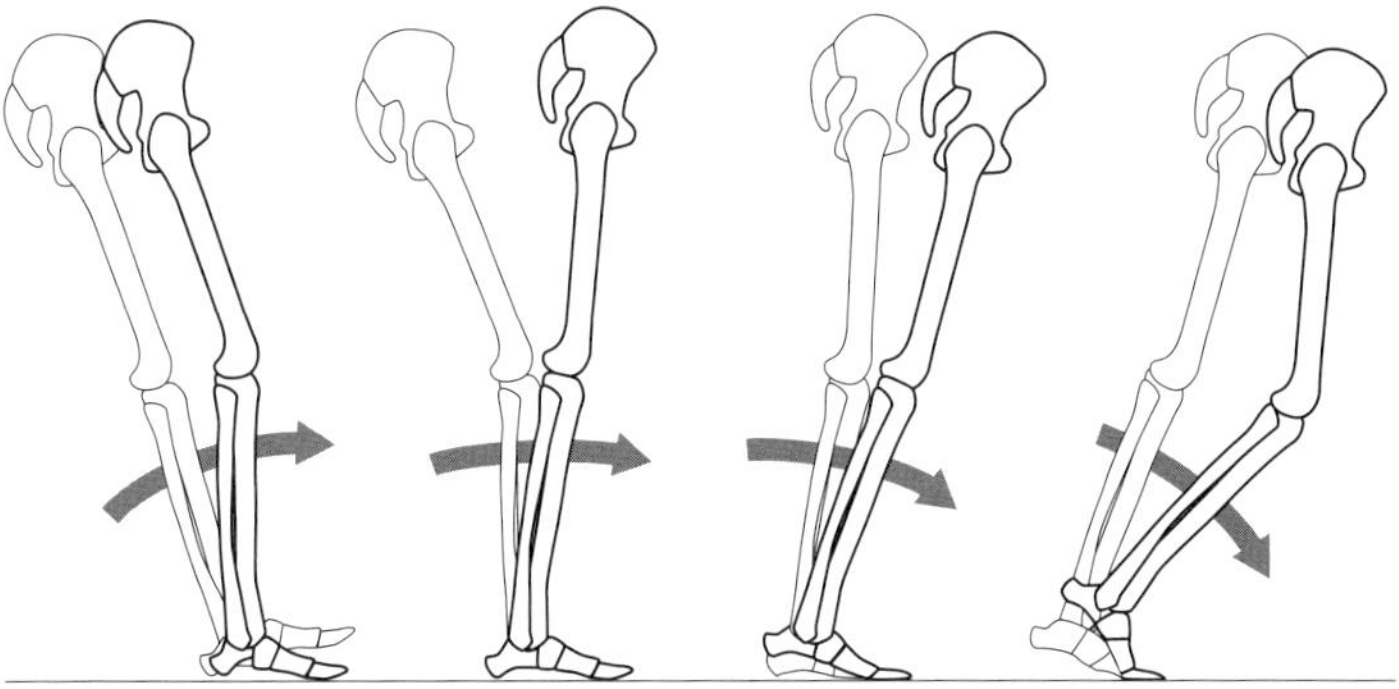

図10　Perryのロッカー理論（文献24）を改変引用）

のでしょうか？　山本ら(26)は、片側に運動麻痺のある25名を対象に、麻痺側立脚期の下腿部可動範囲と体幹前後傾の可動範囲を求めました。そして、これらのパラメーターと歩行のパフォーマンスを示す歩行速度、歩幅、歩行周期時間の関係を調べました。その結果として**表3**のような特徴があげられました。

つまり、歩行中の矢状面の動きに対して、下腿部可動範囲が大きい（足関節で制御できる＝ロッカーファンクションが機能している）と歩幅は広がり、結果として歩行速度は速くなり、下腿部可動範囲が小さい（足関節で制御できない＝ロッカーファンクションが機能していない）と歩幅は狭まり、体幹の動揺が増え、結果として歩行速度が遅くなるということです。

昔、われわれの祖先は獲物を求め、1日何十キロ

表3　麻痺者の立脚期の下腿部可動範囲と体幹前後傾の可動範囲の関係（文献26）より筆者作成）

①	歩行速度が0.20 m/s未満の対象者は，体幹可動範囲が比較的大きく，下腿部可動範囲が小さい．
②	歩行速度が0.20〜0.37 m/sの対象者は，体幹可動範囲が比較的小さく，下腿部可動範囲が小さい．
③	歩行速度が0.38 m/s以上の対象者は，体幹可動範囲が比較的小さく，下腿部可動範囲が大きい．

も歩いたといいます。楽に歩くことができないと、生きていけなかったのです。つまり、人間の歩行というのは本来は楽なものであるということ。

　では、脳卒中経験者はどうでしょうか？　楽そうに歩いているでしょうか？　前述のとおり、答えは否ですね。ここで重要になってくるのは、「楽な歩行＝エネルギー消費が少ない歩行＝力学的に効率の良い歩行」ということ。力学的に楽な歩行とは、位置エネルギーと運動エネルギーが絶妙に補完し合うということ。

　これは、どういうことでしょうか？

　図11は、位置エネルギーと運動エネルギーが補完し合っていることを表しています。つまり、重心位置が最高位にある片脚支持期から最低位の両脚支持期までは「位置エネルギー＞運動エネルギー」となり、重心位置が最低位にある両脚支持期から最高位にある片脚支持期までは重心を持ち上げなけ

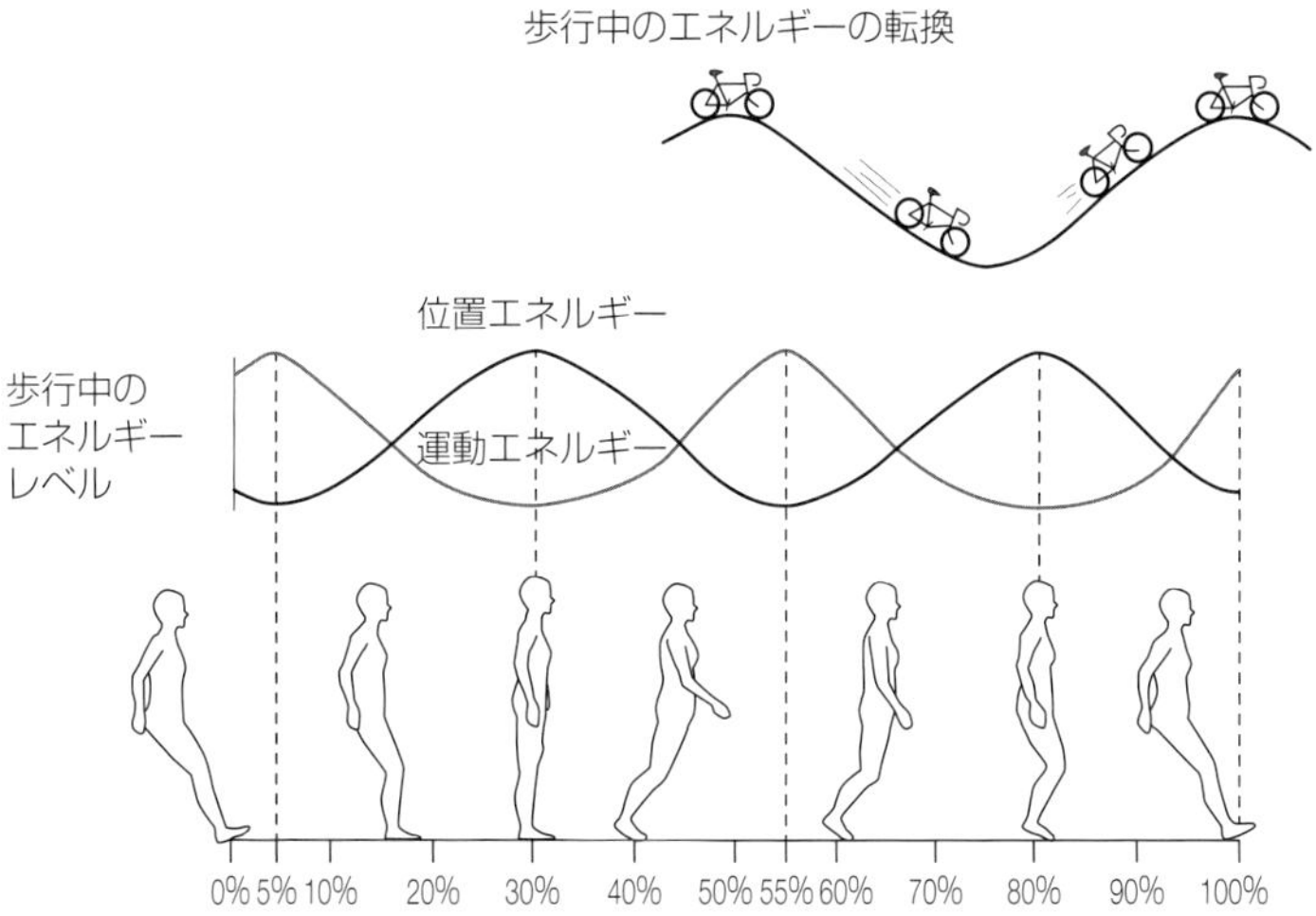

図 11　歩行中のエネルギー転換（文献 25）より引用）

ればいけないので、「位置エネルギー⇔運動エネルギー」となるように、互いに補完し合っているわけです。

図11のとおり、自転車で坂道を走る時を想像するとわかりやすいと思います。坂道を上がる時は、力を入れてこがないと上がれませんが（運動エネルギー(大)）、下る時は何もしないでも加速（位置エネルギー(大)）していきますよね？　さらに、位置エネルギーを高くし過ぎると、それを受け止めてまた重心を持ち上げる運動エネルギーが大きく必要になってくるため、歩行時の重心位置変化は約5㎝の幅で絶妙に変換しているといえます[25]。もちろん、これらは健常成人の話です。姿勢や歩容というものは、

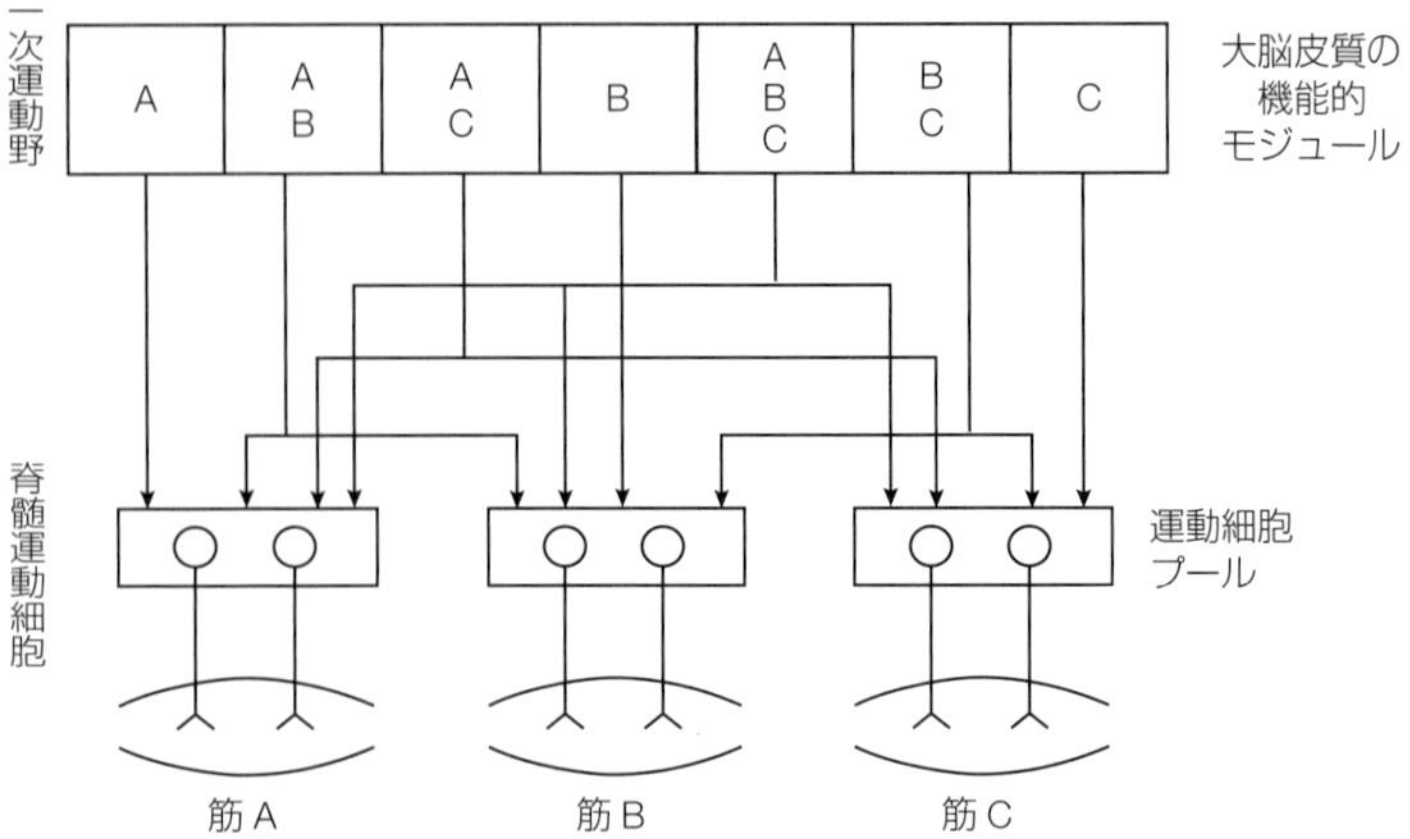

図12　一次運動野の機能単位（モジュール）と、筋A. B. Cを支配する脊髄運動細胞群との機能的つながり（文献28）より引用）

患者さんそれぞれの運動能力や、姿勢・人生経験などによって変化します。随意運動を司る一次運動野の機能単位でさえ、単一の筋には対応しておらず複数の筋を含んでいます[28]（**図12**）。

また、運動単位検出法であるグリコーゲン枯渇法を用いた同定によると、ネコの腓腹筋内側頭筋線維ではひとつの運動単位に含まれる筋線維は、筋全体の断面のごく一部の領域を占めるに過ぎないこともわかってきています[29]（**図13**）。つまり、運動時に起こる筋活動は定型的な単一筋の組み合わせで行われているのではなく、その時の動きや「環境との相互作用」に応じて、時々刻々と対応しているということです。

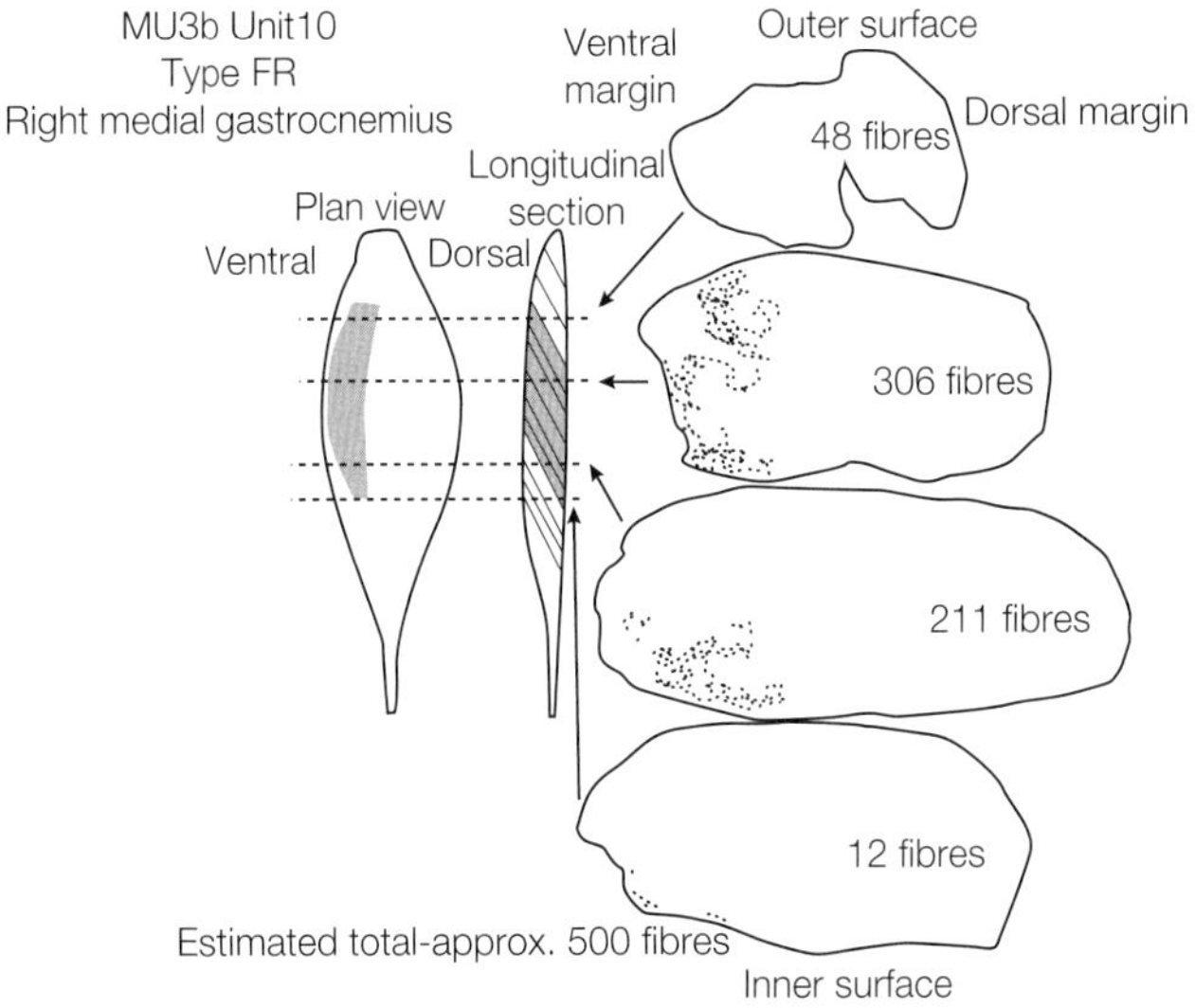

図 13　右内腓腹筋における FR 型筋肉ユニットの再構築（Burke RE, et al：Anatomy and innervation ratious in motor units of cat gastrocnemius. *J Physol* **234**：749-765, 1973 より改変引用）

いわゆる正常歩行と代償的な歩行を引き算し、運動学的分析から推測される部分に単一的な筋力増強練習をするだけではなく、構造的に変化をきたしていたり姿勢が大きく崩れたりしている人には、代償動作を悪として一律に正常歩行を求めるのではなく、対象者個々人にとっての代償動作の必要性を評価し、楽な身体を目指していくという視点が重要ではないでしょうか（歩行の位置エネルギーと運動エネルギーの関係を正確に説明するためには、パッセンジャー・ロコモーターの関係や

ＺＭＰ制御など、なにやら難しい運動学用語がたくさん並んできてしまい本書の主旨と外れるため、詳しく正確に知りたい人は巻末の文献欄の専門書をご一読ください）。

自動歩行と随意歩行

「人の歩行は自動歩行。目的を達成するための動作だから、無意識に歩けることを目指しましょう」。よく聞く言葉だと思います。確かに、歩行の開始時は大脳皮質の関与が強く、歩き出した後には（環境が大きく変わらなければ）脊髄内の central pattern generator（CPG）で調整しているようです。

また、CPGが賦活されるには、股関節の位置情報、荷重のオン・オフ、歩行速度、左右の律動的なリズム運動が必要だということがわかっています。そのため、臨床では患者さんに長下肢装具を用い、足関節の可動性を引き出しながら、股関節に荷重感覚を伝え、テンポよく自動的な歩行を引き出すことも多いです。しかし、すべての歩行場面でCPGによって無意識的に歩いているのでしょうか？

私はもちろん歩けますし、ジョギング程度なら行えます。そんな私でも、意識の片隅

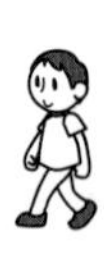

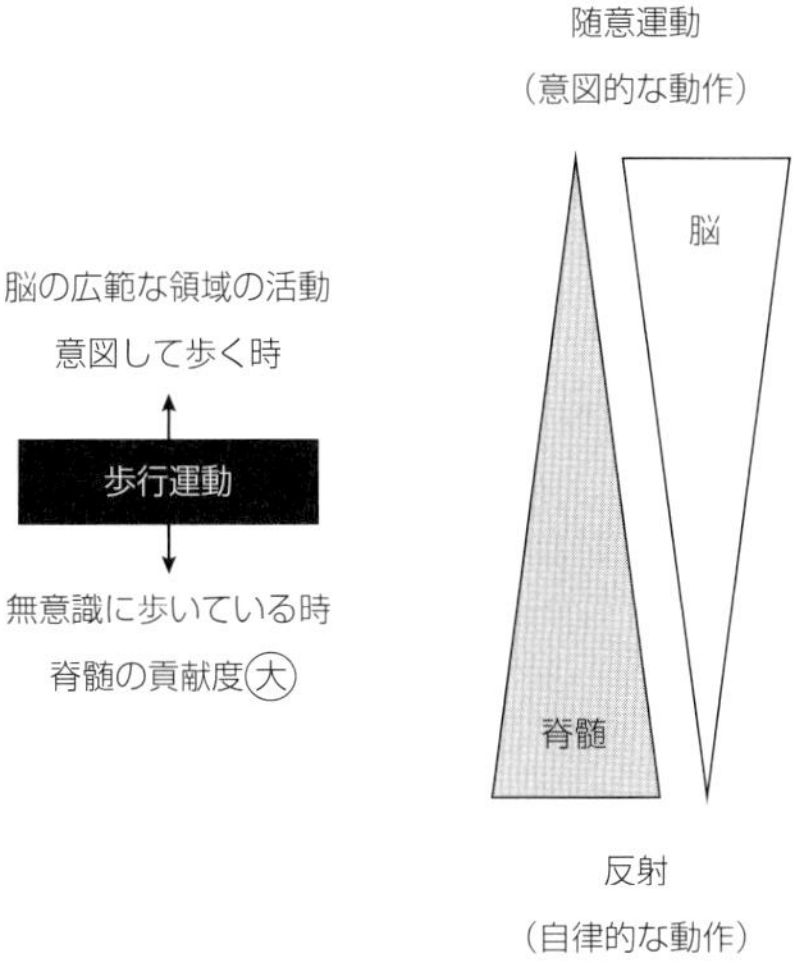

図 14　随意運動と反射活動のトレードオフ関係（文献 30）より引用）

には右足をどう着くかを考えていることが多いのです。

患者さんの日常では、ベッド周りの歩行時や、高齢で円背の人の歩行など、必ずしもテンポが良く自動的な歩行ではない場面が多々あるのです。つまり、自動歩行と随意歩行はどちらか一方だけとなることはなく、大脳皮質とCPGは、トレードオフな関係にあると考えます。河島[30]は、その概念をシンプルに**図14**のように表しています。

自動歩行と随意歩行。それらは別個ではなく、相互に補完し合って成立しているものだと思います。患者さんの生活場面で、どちらの割合が強いのか。また、どちらの割合を増やしたらよいのか。やみくもに練習を行うのではなく、どちらを増やすかしっかり評価し、目的をもって介入することが大切だと思います。

臨床的には、課題を設定する時に外部の環境をどう変えるのか（平地・不整地・通路の狭い広い・人の有無などの環境）、内部の環境のどこを変えるのか（介助のしかた・補装具・注意の向け方）をセラピストが常に意識することが最適な難易度調節にもつながると考えます。

階段昇降の主観

Ｐａｒｔ１でお伝えしたとおり、入院当時の私にとって階段は難易度の高い課題でした。階段を上り下りする時、それは、明確に身体の左右差を感じる時でもあるのです。左側は健常ではないとはいえ、運動麻痺はありません。対する右側は、運動失調と運動麻痺があります。外からみているぶんには、そんなに違いを感じとれないかもしれません。しかし、自分の感覚では、左足を階段の上段に着いて上がろうとすると、太ももの裏側（ハムストリングス）が下支えをしてくれる感覚がありますが、右足を階段の上段

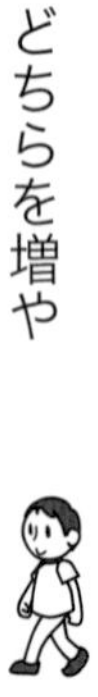

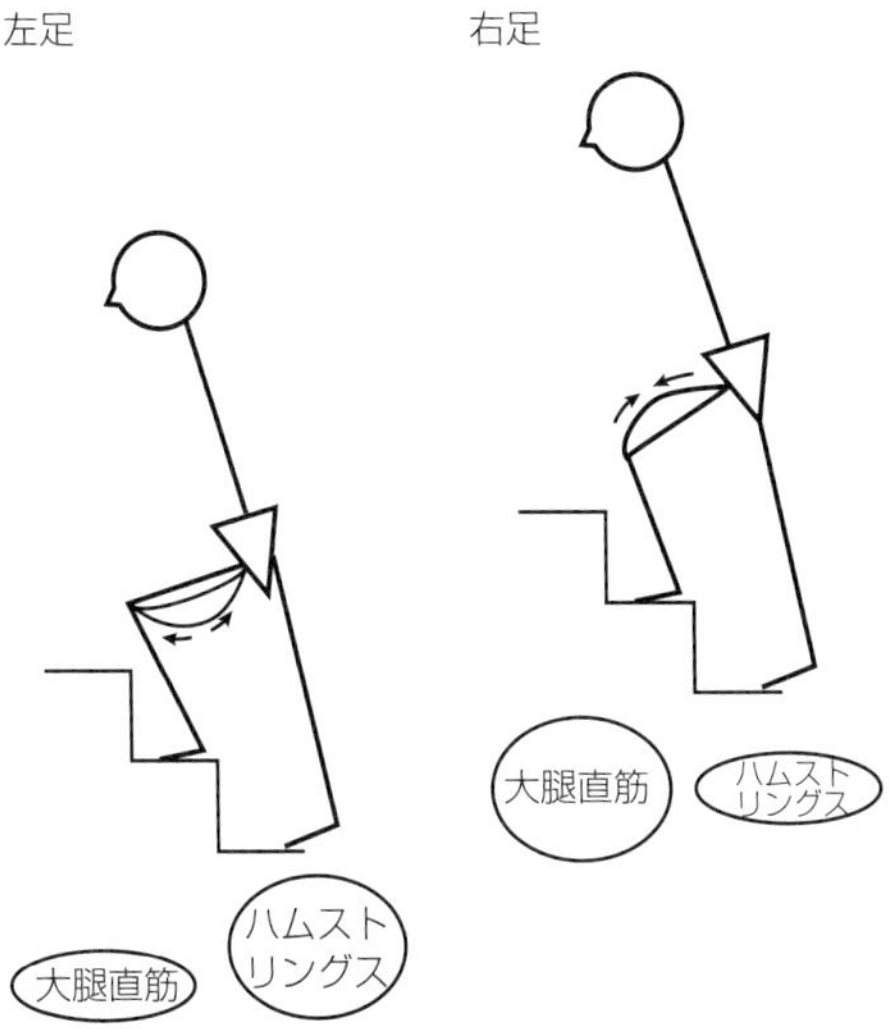

図 15　二つの階段昇降

に着いて上がる時は、ハムストリングスの適度な伸張感を感じることはなく、代わりに太ももの前面の付け根から前面真ん中くらいまで（大腿直筋）で引っ張り上げている感覚があるのです（**図15**）。

それは立ち上がりや歩行・走行中も同じことがいえます。大腿直筋とハムストリングスがトレードオフ関係にあるとしたら、その関係性が破綻し、求心的活動を行う大腿直筋が過剰に働いているような感覚があります。このように、患者さんの動きのパターンは、各動作で共通の要素がみられることも多く、それを改善することで各動作すべてに効果が波及することもめずらしくありません。

たとえば、右側に運動麻痺のある人で、立ち上がりの際に麻痺側に荷重がかけられず骨盤が右後方回旋してしまう人がいるとします。そういった人は、歩行時にも右立脚時に骨盤が右後方へ回旋してしまうという現象が認められることも多いのです(もちろん、一概にはいえませんが)。対象者の各動作に共通する問題点を抽出するという視点が重要かもしれません。

患者さんの主観を治療に活かす

患者さんは、注意の向け方によっても筋収縮がまるで違うこともよく経験します。Ｐａｒｔ１でも触れましたが、私は目を閉じると右半身が感じられなくなることがありました。目でみればわかるけど、目を閉じると身体の境界がなくなってしまうのです。そんな状態ですから、たとえば立位練習の際によくある、「膝をもっと伸ばして！」といわれても伸ばしようがありません。膝がどこにあるのかわからないのですから。

では、どうすればよいのか？　まず、膝がどこか教えてあげればよいのです。ただ、その時に目で見てもらって「ここが膝ですよ」では、あまりに単純。脳卒中経験者の大多数は、視覚依存が強く、体性感覚からの情報をうまく処理できていません（プッシャー現象のように、視覚的な手がかりが有効な人もいます）。いかに、体性感覚の割合を増やしていけるかが大切だと感じています。

たとえば、立位での膝の制動は身体重心・下肢の各関節軸・床反力の位置関係である程度コントロールができますよね。一般的には身体重心が膝関節軸の前にいけば膝は伸びる方向に力が加わりますし、身体重心が膝関節軸の後ろにいけば膝は曲がる方向に力が加わります。

そのような位置に肢節をもってきた時に、患者さんが膝を感じられるのか？　を非麻痺側と比べ、その感覚を覚えてもらって麻痺側と比較をし、似たような感覚があるかを患者さんに確認することで、患者さんがそれを感じられるのか？　どこの位置なら、結果的に「膝に体重がかかってる感」が出るのか？　セラピストが患者さんの自律的な動きを感じながら誘導し、主観との一致・不一致を確認し、患者さん自身が適応させていけるように促すことが大事ではないでしょうか。

それができた時、患者さんの主観（例：自分の膝がある）とセラピストの客観（例：筋収縮を感じる）が、バチッと一致することも多いのです。

また、膝がどこかはわかっていても立位時に膝が曲がってしまう人に対しても、「膝をしっかり伸ばす」という言語教示は、不適切なことが多いと感じます。私自身が短下肢装具（シューホーンブレース）を試してみた時は、もう膝がどこにあるのかくらいはなんとなくわかっていたけれど、どう力を入れたらいいのかわかりませんでした。そんな時、「膝を伸ばして！」といわれると、なんとか伸ばそうと頑張ります。その結果、何が起こったか。

腰は反り、お尻は引け、足首を突っ張り装具の後面にふくらはぎを押し付け、結果的に膝は伸びたように感じますが、上に伸びる力はあまり感じられず、「カツン」と膝が伸び切ってしまうコントロールの仕方になってしまいます。

当時の私が「膝がカックンカックンする」といっていたように、膝関節の中間域でのコントロールがしづらくなってしまう印象があります。骨盤帯が安定し、股関節・膝関節の周囲筋の協調的な活動で抗重力伸展活動を行うというより、足関節底屈筋群の過活動に伴う下腿後傾により、見かけ上の膝関節伸展を生み出そうとしてしまうイメージです。そのように動かした後は、歩く時も足首が突っ張る感じが増えてしまいますし、膝関節の「カックンカックン」も増えてしまいます。

ちなみに、私自身の主観としては、まず麻痺側の足底を親指の付け根・小指の付け根・踵の3点で感じ、その3点で作られた面で床を押すように踏むと、足裏の感じが実感しやすかった印象があります。

言語教示の仕方でも、反応は大きく違ってきます。「膝を伸ばす」のか「床を押す」のか。あくまでも私の主観ですが、患者さんに合わせた声がけ（難易度調節）をすることが大事だと思います。

大事な「そもそも」

理学療法士として患者さんと関わる中で、私には、大切にしている考え方があります。それは、その人の「そもそも」は何なのか？　ということです。

これには二つの意味があります。ひとつは、患者さんの動作上の問題点「そもそも」の原因が、元をたどるとどこにあるのかという考え方です。たとえば、歩行中、立脚時に足関節が底屈、下腿が後傾し、膝関節は過伸展、右運動麻痺側のお尻が引けてしまい、股関節が屈曲・内転し、骨盤が右回旋をする人がいたとします（**図16**）。そしてそういっ

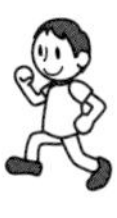

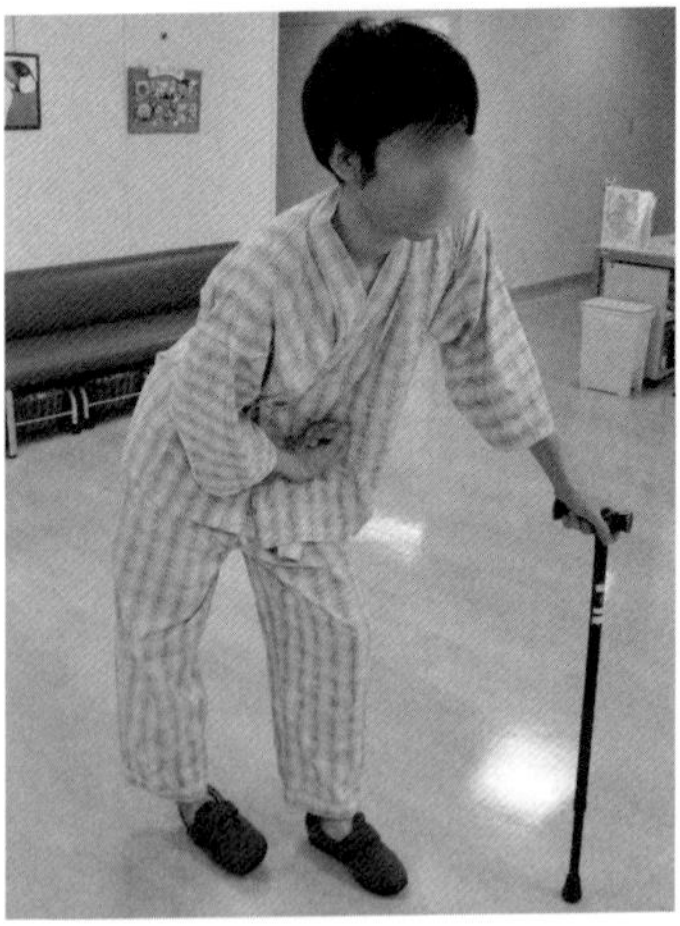

図 16　右運動麻痺の患者さんの歩き方の例

たパターンというのは、往々にしてほかの動作でも認められることが多いのです（たとえば立ち上がりの時も、屈曲相から伸展相に変わる時にそのパターンが出現する、**図17**）。その場合、問題となるのが足関節なのか、膝関節なのか、股関節なのか、体幹部なのか、はたまた姿勢制御の問題なのか……。患者さんの「そもそも」をたどっていき、そこにアプローチしていくことで、基本動作全般によい影響があることが多く感じられます。

二つ目は、患者さんの「そもそも」の動きはどうだったのか？　ということです。たとえば歩行だったら、特に学生や新人のセラピストは学校で習った正常歩行に患者さんを当てはめてしまうことが非常に多いと感じてい

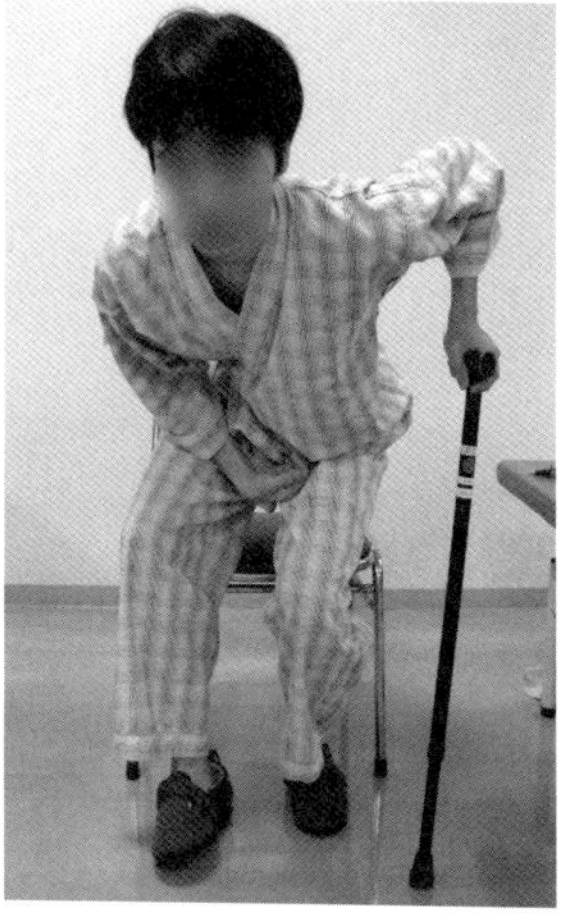

図 17　右運動麻痺の患者さんの立ち上がりの例

ます。

「股関節伸展の可動域が低下していて、立脚後期がみられないから、股関節の伸展の可動域練習をしています」

学生や新人のセラピストの症例発表で、よく耳にするフレーズではないでしょうか？

その患者さんが病前から股関節を最大伸展させて歩いていた人ならともかく、80～90歳のご高齢の人が、いわゆる「歩行分析の教科書」に書かれているような、正常歩行をしていたとは到底思えません。その人はそもそも股関節を伸展させないことで動作の自由度を減らし、なんとか制御していたのかもしれません。確かに、いわゆる正常歩行はエネルギー効率のよい合理的な歩行です。しかし、全身のバランスを評価せず、盲目的にただ正常歩行に近づけるためだけに股関節の伸展運動を繰り返すとしたら……。不安定さを助長させる結果にだってなりかねないのです。いわゆる正常歩行と、対象者の残存能力（潜在的なものも含めて）の、最大公約数をみつけ、その最大値を目指すという視点が重要ではないでしょうか。

病前の姿勢や歩容は、身体の評価だけでなく、患者さんの生活歴や趣味活動などからも推察可能ですし、患者さんやご家族に尋ねることでも聴取できます。患者さんの障がいの本質を紐解く、二つの「そもそも」。まだ発想になかった人は意識してみてはいかがでしょうか。

勧める前にやってみよう

あなたは、患者さんに何かを提供する時に、それを自分で行ったことはありますか？たとえば、車椅子に1時間でもいいから連続で座ったことがありますか？　提供しようと思っている装具を自分でつけて歩いたことがありますか？　筋力増強練習の内容を自分で行ったことはありますか？

ある！　と自信をもって答えられる人はよいですが、そうでない人にお尋ねします。

あなたがデパートへ買い物に行ったとしましょう。服でも、化粧品でも、食材でも……。その際、店員さんにその商品の使い心地や味を尋ねたとします。すると店員さんが「いや、試したことがないからわからないです（苦笑）」と返答したら、どう思いますか？　まず、その店員さんからは商品を購入しようとは思いませんよね？　明らかに合っていないシーティングで車椅子に長時間座らされていたり、明らかにフィッティングが悪い装具を装着していたり、超高齢者で筋力低下が著明な人に代償動作が出ないと行えないような筋力増強練習をしてみたり……。

おそらく自分自身で試したことがあるセラピストは、そのような発想には及ばないと思います。われわれの仕事はセールスではありませんが、運動療法や生活を「提供する」という意味では同じこと。提供する前に自分で体感することが必要だと思います。カルテを書く時や事務作業で残業しなければいけない時など、座位時間が長くなる時に車椅子に座ってみたり、休憩中は短下肢装具を装着してみたりと、あなたの生活リズムの中に取り入れることで、無理なく体験することは可能です。

われわれ医療職は、病院という公的あるいは準公的な場所にいることが多いせいか、サービス業である意識が低い気がします。それは、私のスポーツクラブや販売営業の経験と照らし合わせても感じています。在学中に接遇に関する実技研修を行う医療関連の学校は少ないと聞きますし（長期実習で叩き込まれれば別ですが）、就職してからは経営上、単位取得が優先されるため、接遇などの教育はおろそかになりがちなようです。あくまで対人関係なのでガチガチにマニュアル化された接遇は違うと思いますが、医療職の技術や対応の仕方に差があっても、患者さん側に選択肢がありません。美容師さんなどほかの資格業務では指名制度が当たり前であり、選ばれるためには接遇はとても重要だと思います。私自身も自戒の念を込めて、意識していきたいと思います。

ちょっとブレイク

運動麻痺者の疲労のサイン

あなたは、運動麻痺のある人が疲れた時をどう判断していますか？

疲れたことを自分で伝えられる人ならよいのですが、そもそも感覚障害や身体失認があり疲れたことに気づきづらい場合や、疲れていても無理して頑張っている人に関しては、どのように判断すればよいのでしょうか。

私の、脳卒中経験者としての主観では、疲れてくると、

■自分の「手足のつながっている感じ」が薄くなる。
■自分の身体の輪郭が鈍くなる。
■痺れが増える（範囲が広がる）。
■身体が重くなる。
■突っ張る感じが増える。
■足がカクカクし出す。
■震えのコントロールがしづらくなる。
■肩甲骨～脇腹まで、張り付いた感じが増える。
■足先が床によく引っかかる。

ざっと挙げただけで、これだけのことが浮かびます。

それに対し、理学療法士としての客観では、患者さんの次の点に注意しています。

■姿勢が崩れる。
■歩容（歩く姿）などの動作が拙劣になる。
■代償動作が増える。

■精緻性が低下する。
■クローヌスが出現（増悪）する。
■筋緊張が増す。
■集中力が低下する。
■コミュニケーションがとりづらくなる。
■生あくびが増える。

ここに挙げた例は、ほんの一部だと思っています。

個別性を踏まえ、患者さんの主観と専門職の客観を照らし合わせて、オーバーワークを防いでいきましょう。

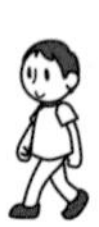

まとめ

- 「健側」なんてない
- Brunnstrom recovery stage Ⅵは、正常ではない
- 入院中の日記は退院後の心の支え
- 患者さんの主観は、臨床上、大事な情報
- 脳卒中経験者の歩行は、健常者が○○して歩く2・5倍疲れる

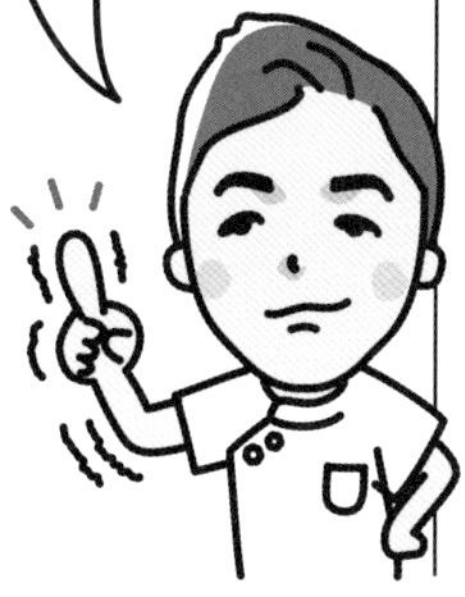

chapter 2
感覚障害の本当

あなたは、目を閉じて自分の手がどこにあるかわかりますか？　寝返りを打って、自分の腕を折りそうになったことはありますか？　立った時に足の裏に床面が感じられなかったことはありますか？

私は、あります。

現在でこそ、右半身の痺れや表在・深部感覚障害が軽度に残存している程度まで回復した私ですが、発症直後は、自分の身体とベッドの境界がわからないほどの感覚障害がありました。本項では、そんな私の体験を踏まえ、感覚障害の主観をお伝えできればと思います。

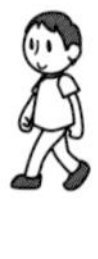

感覚とは

そもそも、感覚とはなんでしょう？

高杉[31]によると、「感覚とは、ある刺激（機械的刺激、光・音など）により感覚受容器が刺激され、その受容器から発せられた情報が神経伝導路をたどり、大脳皮質の各感覚野に投射され、刺激を受けたとわかるまで」とあります。

たとえば、針先があなたの指先に軽く触れたとして、「何かが触れたな」とわかるまで。これが感覚になります（実は感覚には階層性があるのですが、それについては後述させていただきますね）。感覚の種類には、体性感覚、特殊感覚（嗅覚・視覚・味覚・聴覚・平衡覚）、内臓感覚（臓器感覚・内臓痛覚）があり、身体内・外部の状態を受容しています[31]（**図18**）。

私の感覚障害は、主に体性感覚に起こりました。体性感覚は三つに分類され、表在感覚（触覚・痛覚・温度覚）、深部感覚（関節位置覚・関節運動覚・振動覚）、複合感覚に分かれます。これらの感覚が障がいされた時の状態をわかりやすくいうと、

■自分の身体を触られている感覚が鈍い（触覚障害）

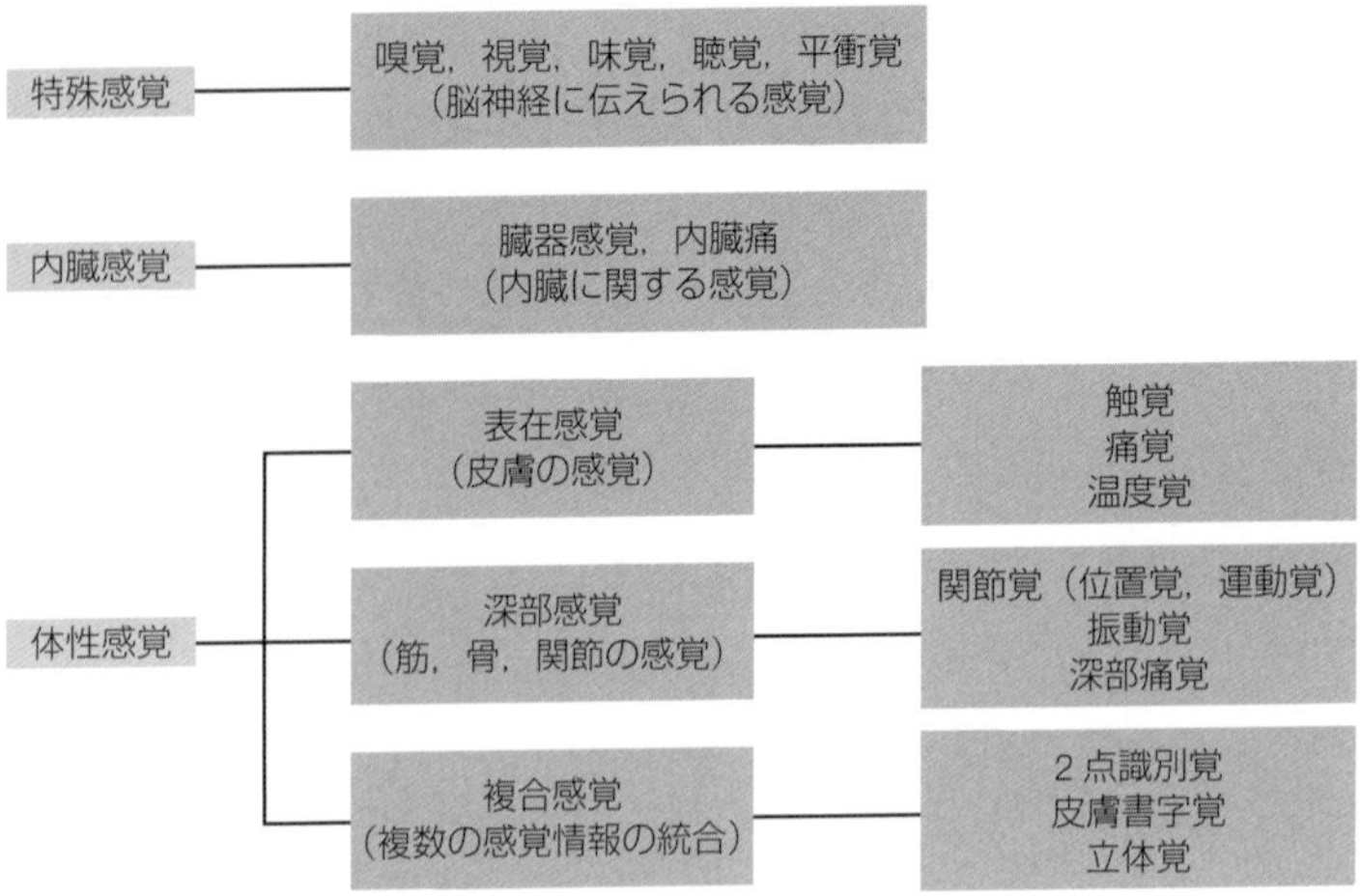

図 18　感覚の種類（文献 31）より引用）

■針先が当たっても痛みを感じにくい（痛覚障害）

■風呂に入っても温度を感じにくい（温度覚障害）

■自分の手足が目を閉じるとどこにあるかわかりづらい（深部感覚障害）

■触ってもポケットの中の物が何かわかりにくい（複合感覚障害）

たとえばこういう感じです。

では、なぜ私に感覚障害が起こったのか。

次項では、そのことについてお話させていただきます。

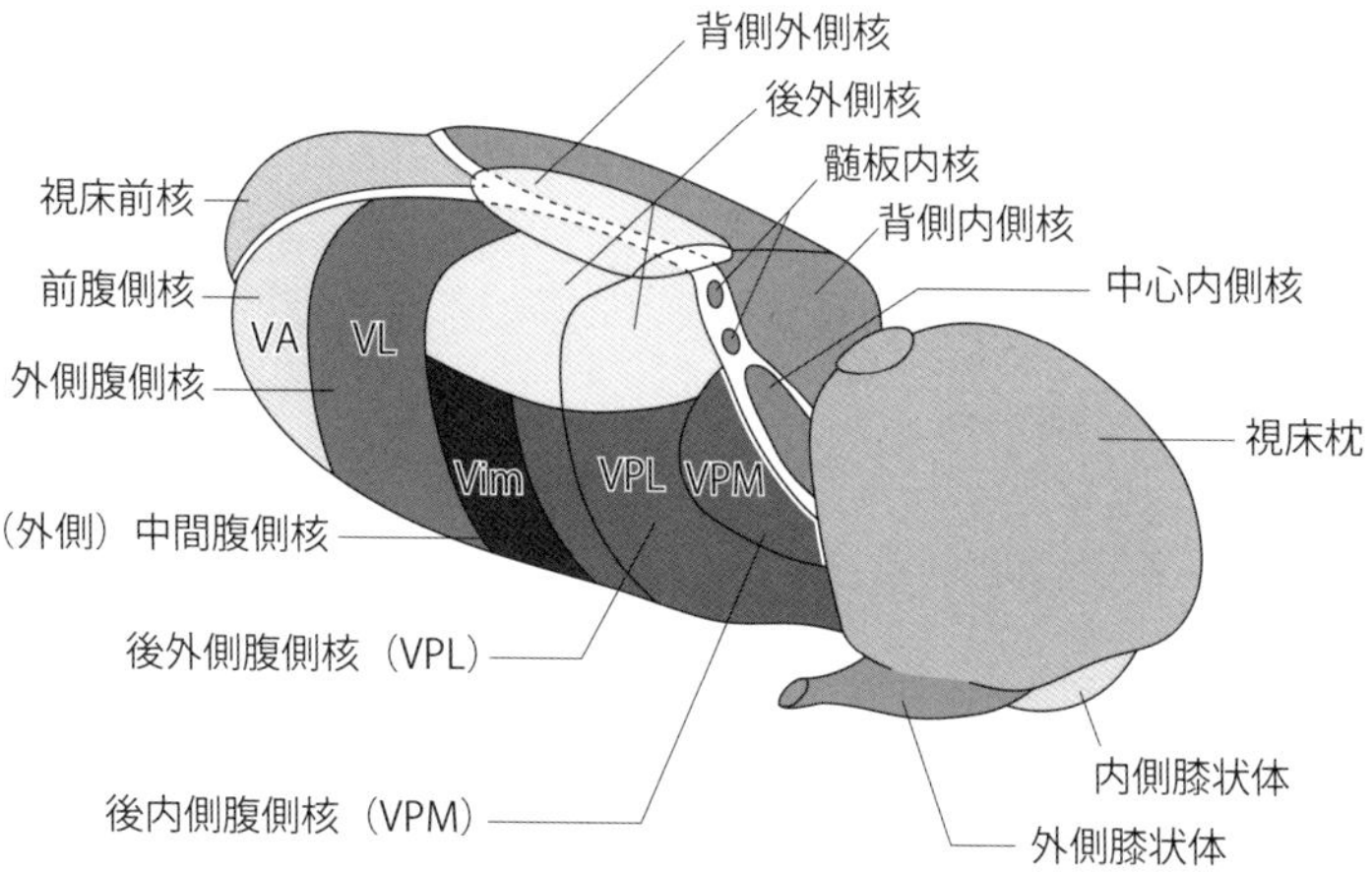

図 19　視床の解剖（文献 32）より引用）

視床＝感覚？

あなたは、「視床」という場所をご存じですか？

医療職者は、聞いたことがあると思いますが、視床は第三脳室の両側に位置する卵円形の隆起部であり、脳の中にある最大の神経核群と呼ばれている場所の名称になります（**図19**）。視床はおおまかに、後部、腹外側部、前部、背内側部という灰白質と、内髄板というY字型の白質からなります[33]。

では、この視床とはいったい何をしている場所なのでしょうか？

視床は、末梢の受容器から嗅覚以外の全感覚情報を直接中継・修飾しているとされており（近年は嗅覚の一部も中継されることがわかっています）、このことから、私の身体に起こった感覚障害の説明がつきます。学校教育の中でも、「視床の障がいで感覚障害が起こる」とだけ教えられることが多いようです。しかし、果たして本当にそれだけなのでしょうか？

森岡[34]によると、「視床は、種々の感覚の中継核であると同時に、運動調整に関与する基底核や小脳と機能ループを構成する。したがって、視床が損傷されると感覚障害だけでなく、運動障害も引き起こす」とされています。

さらに、「皮質連合野から双方向に神経回路を形成することから、知覚や記憶といった高次脳機能にも関与する。（中略）また、辺縁系や脳幹とも神経連絡を結んでおり、情動や意識にも関わる」と記されています。つまり、障がいされると実にさまざまな症状が起こりうる場所なのです（**表4**）。

たとえば、視床の中で感覚に関わるのは後腹側核（VPL・VPM核）です。ここを栄養している、視床膝状体動脈の閉塞が起こると、同じく栄養されている外側腹側核（VL核）にも障がいが起こります。VL核は、小脳との結びつきが強いことから、ここの障がいにより小脳性運動失調が引き起こされます（**図20**）。

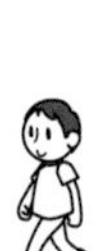

表 4　視床の主要な核とその機能（文献 35）より引用）

視床核	略号	血管支配	入力	出力	主な機能	障害時の神経症候
前核（群）	AN	①	乳頭視床束	帯状回皮質	記憶，情動	健忘，自発性低下 失見当識，その他
背内側核	DM	①②	下視床核	前頭葉眼窩面皮質	記憶，情動	
前腹側核	VA	①	視床束	運動前野	運動の統制	不随意運動 小脳失調
外側腹側核	VL	①③	上小脳脚	運動領皮質	運動の統制	
後外側腹側核	VPL	③	脊髄視床路 内側毛体 三叉視床路	体性感覚領皮質	体性感覚（四肢）	感覚障害（四肢，体幹）
後内側腹側核	VPM	③（②）		体性感覚領皮質	体性感覚（顔面）	感覚障害（顔面）
正中中心核	CM	②	網様体など	広域皮質	意識活動	意識障害
束傍核	PF	②			意識活動	
外側膝状体	LGB	④	視索	視覚領皮質	視覚	同名性半盲
内側膝状体	MGB	④	下丘腕	聴覚領皮質	聴覚	
視床枕（核）	Pul	④	上丘，視蓋前野	視覚領皮質	膝状体外視覚系	

① tuberothalamic artery　② paramedian thalamic artery（傍正中視床動脈）
③ thalamogeniculate artery（視床膝状体動脈）　④ posterior choroidal artery（後脈絡叢動脈）

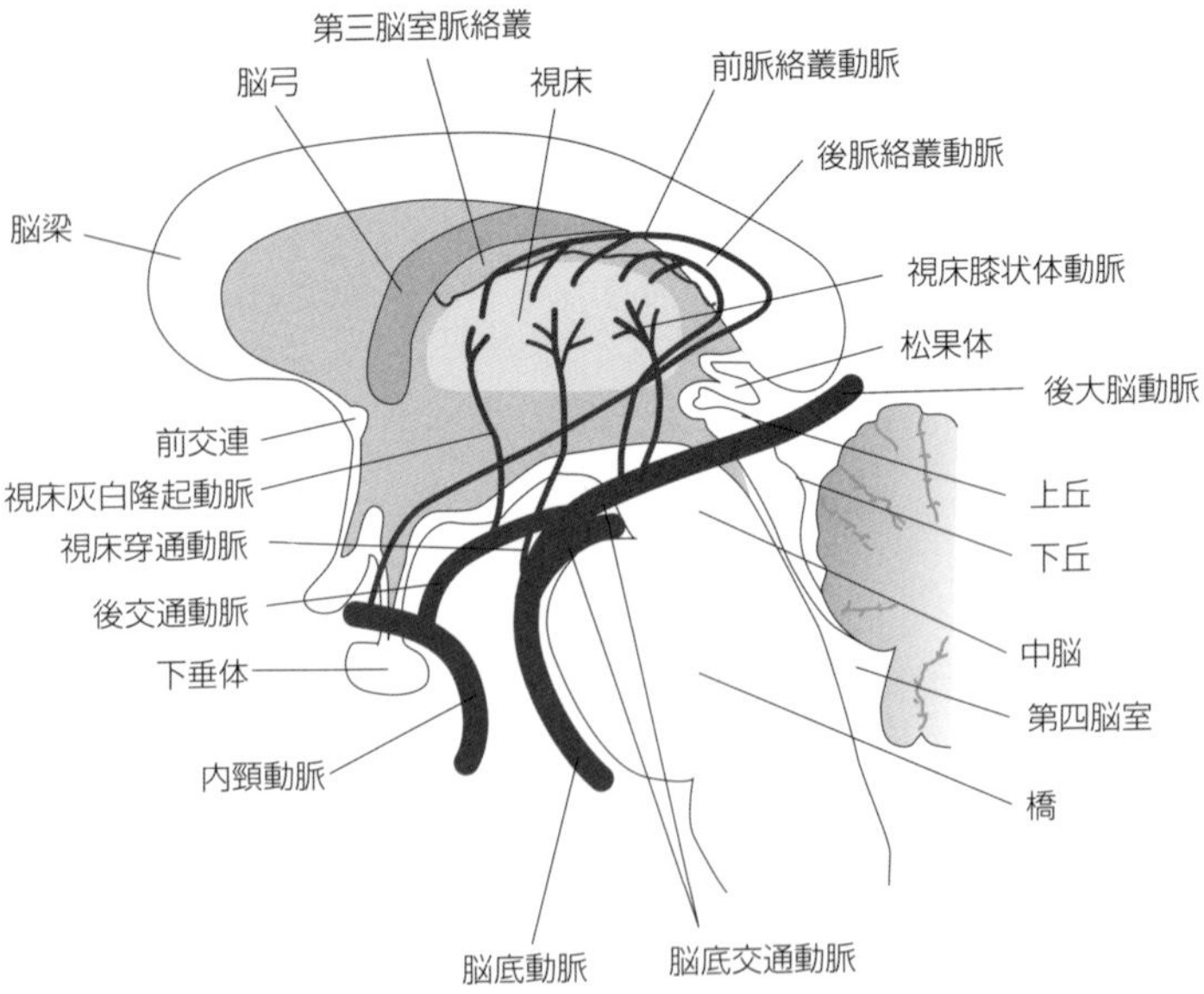

図 20　視床の動脈支配（文献 33）より改変引用）

また、視床は脳出血の好発部位でもあります。その割合は全脳出血の約3割を占めるといわれており、たとえば同動脈からの出血の影響で、隣接しているほかの核群が圧壊されたり、脳浮腫や機能解離の影響により機能が低下すると、実にさまざまな症状が起こる場所であることがわかります。

さて、ここまでお読みいただいたあなたに質問です。視床が障がいされた時に、感覚障害だけが起こるでしょうか？　答えは、「いいえ」ですよね。

紋切り型に、視床の障害＝感覚障

害と評価せず、**表4**にあるように実に多様な障がいが起こることを念頭に置き、介入することが重要だと思います。

脳の中でもきわめて重要な役割を果たす視床に、梗塞が起こった私。今となっては、とても貴重な経験をしたと思っています。ついているんだか、いないんだか……。

感覚脱失……本当？

私の患者としての経験と、理学療法士としての経験から、常々思っていることがあります。

「感覚とは、流動的である」と。

ちなみに、私の残存している感覚障害は、顔面・上下肢の異常知覚（痺れ）と、軽度表在・深部感覚障害です。そんな私の経験上、閉眼で自分の身体をイメージ（以下、身体イメージ）してみても、右肩が（実際には、どちらも下がっていたとしても）上がっていると思う時もあれば、下がっていると思う時もありますし、痺れも増減します。また、右半身の〝自分の体感（からだかん：身体所有感）〟も、薄く感じられる時もあります。つまり、時間差や日差を非常に感じるのです。

あなたが担当している患者さんも、日によって感覚にムラがあると思います。「昨日は答えられた感覚検査に、今日は答えられない……」なんて経験がある人もいらっしゃるのではないでしょうか？

そのひとつの理由として、感覚の階層性が挙げられます。われわれが刺激に対して実際に「感じとる」までには、感覚→知覚→認知の三つの段階があるといわれています。

前述のとおり、感覚とは感覚器が刺激によって反応して生じる意識であり、最も原始的なものといわれています（151頁）。具体的には、何かに触れた時に「あ、何かに触れたな」ということがわかる程度の初期段階になります。

知覚は感覚よりも高次な働きであり、対象を判断する過程が含まれます。たとえば、触れたものを「大きいな」と感じたり、「ざらざらしているな」と感じたりする過程になります。

最後に、認知とは知覚された対象が何であるかを認識する過程になり、個々人の経験や記憶が密接に関わっています。たとえば、触れたものが何であるかを理解し、そのものの概念や思い出などが想起される過程であるといえます。

感覚障害と評された患者さんでも、実は知覚・認知など、感覚受容から表出の間に問題があることも少なくありません。視覚を遮断し、注意を集中した時はどうか？　対側と比較し、参照点を作ってあげた時はどうか？　患者さんが日常生活を送っている時の何気ない動作はどうか？　画一的なテストバッテリーだけで感覚の有無を評するのではなく、多角的な視点が必要だと思います。

大事な身体所有感とリハ効果の持続性

森岡(36)は、身体所有感を「この身体は私の身体である」という自己の身体に関する意識のことと説明しています。また、身体所有感の基盤は、視覚や触覚、深部感覚などの異種感覚の統合によって起こるといわれています。つまり、目で見た情報や、触る・触られる情報、関節・筋などからの求心性情報が、頭頂連合野（特に下頭頂小葉）で統合されることで、身体所有感が作られているというわけです。

私は、理学療法士となってから今まで、平均して月に3〜4回の講習会に参加し、さまざまな治療法や概念を学んできました。そして、実技系の講習会ではほぼ毎回デモンストレーションを頼み、ご高名なさまざまな先生のご厚意により、治療をしていただきました。素晴らしい先生ばかりでしたので、動作にはもちろんよい変化をもたらしてくださいました。そんな時、私がひとつの指標にしていた感覚が、自分の体感、つまり身体所有感が増えるか否かだったのです。

さらにいうと、この運動は確かに私が行っているという感覚、つまり運動主体感が増えるかどうか、だったのです。動作が変わったとしても、そこに変化を感じられないと、残念ながら効果は長続きしません。いわゆる、リハ室ではよかったけど、自室に戻るまでの間に元に戻ってしまうという、セラピストなら誰でも一度は経験があるジレンマにつながってしまいます。

しかし、身体所有感・運動主体感にまで変化を感じられた場合は（完全に私の主観ですが）数時間後〜数日後までその効果が残っていることも珍しくはありません。その感覚を繰り返し入力していくことで、代償運動で作られた異常な感覚入力が徐々に是正され、運動の適正化が行われていくと考えています。その大事な感覚を自分の治療で変化することができたかどうか。それを確認するには、患者さんに直接聞いてみるしかありません。

リハ室で一方的にセラピストが治療をし、患者さんの主観を何も聞かずにリハ時間を終えていたり、聞いたとしてもバイアスがかかるような聞き方（「さっきよりよくなったね」など）をしていたとします。患者さんの多くは、「いつもお世話になっている先生」に気を遣ってくれますし、「先生がいうならそうなのかも……」と実際によくなっていなくてもそう思いこんでしまうことも多いのです。セラピストが、自身にバイアスをかけることなく客観的評価をし、自己満足の治療に終わってしまうことがないようにする姿勢が必要だと思います（もちろん、負の記憶に引きずられてしまっている患者さんの場合は少し工夫が必要ですが）。患者さんの声を、治療に活かしてみることをお勧めします。

声がけと波紋

脳卒中経験者の主観が大切なことをおわかりいただいたあなたは、次に臨床に出た際にひとつの疑問を感じると思います。それは、肝心の主観の尋ね方についてです。

いざ臨床の場面で主観を聞いて臨床に活かそうと思った時に、適切な言葉がみつからず難渋した経験はありませんか？　たとえば、治療後に歩行練習をしていたとして、

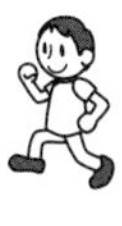

あなた「いまどうですか？」
患者さん「どうって、何が？」
あなた「あ、えっと、うまく歩けましたか？」
患者さん「(うーん、わからないな) いつもと変わらない」
あなた「でも、私がみるかぎり、歩くスピードが上がっていましたよ！」
患者さん「ああ、そうなんだ。(実感ないけど) よかったよ」

であったり、ある下肢筋の促通練習後に、

あなた「○○さん、力が入るようになりましたね！」
患者さん「(そういわれれば、そんな気がしなくもないかな……) そうかもしれないね」
あなた「(歩きもよくなった気がするな……、よしよし)」
患者さん「(相変わらず疲れるなぁ) ……」

いかがですか？　これに似た経験のある人は多いのではないでしょうか？　もちろん、脳卒中を経験したことのある私だって同じような経験があります。少しきつい言い方をすると、この質問に「私はそんなことはしたことがない！」と自信をもって即答できてしまう人を私は疑ってしまいます。

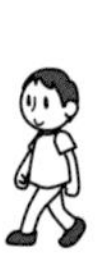

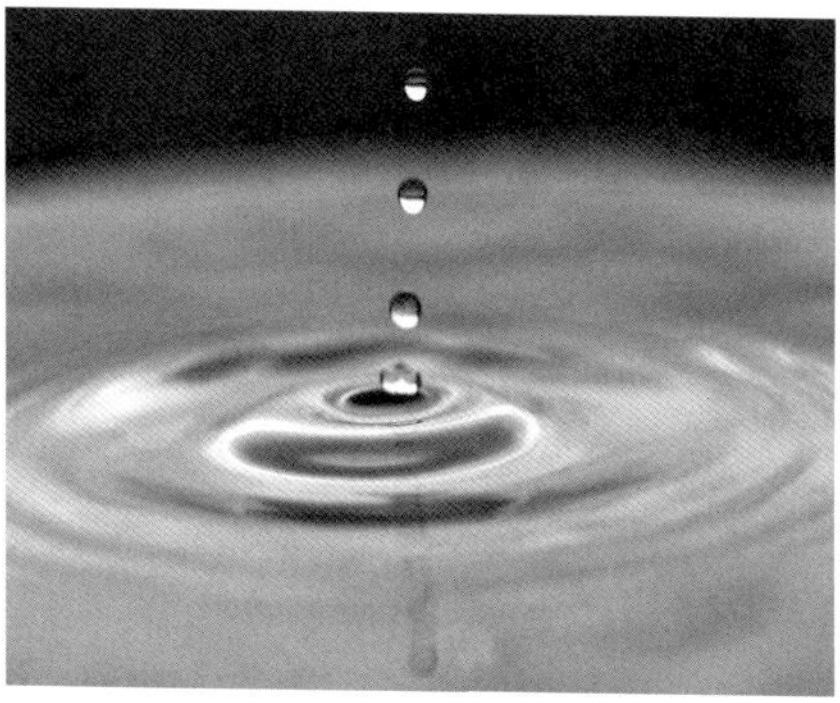

一行目のやりとりは、質問の難易度が患者さんとマッチングしていないだけでなく、セラピストの主観だけで効果判定をしてしまっています。そして、五行目は、セラピストの尋ね方がすでにバイアスをかけてしまっています（これについては、メリットもありますので、後述させていただきますね）。私はセラピストの声がけは、池の中に石を投げ入れる行為と似ていると思っています。

たとえば、水面が静かな池を想像してください。その池に石を投げこむと、波紋が広がりますよね？　小さい石を投げれば、小さな波紋が広がりますし、大きな石を投げ入れれば、大きい波紋が広がることは想像に難くないと思います。

つまり、セラピストは声がけによって、患者さんの心にどのような波紋が起こるのかを想像し、推察しな

表5　オープンクエスチョンとクローズドクエスチョン

オープンクエスチョン（OQ）	クローズドクエスチョン（CQ）
・Yes/No で答えられない ・会話が広がり、意見・アイデアが出やすい ・コミュニケーションが深くなる ・回答しにくいため、結論が出るまで時間がかかる	・Yes/No で答えられる ・意見・アイデアが出にくく、会話が広がらない ・コミュニケーションが浅くなる ・回答しやすく、すぐに結論が出る

がら声がけするという視点が必要だと思います。

患者さんへの尋ね方は、大きく分けてオープンクエスチョン（open question：OQ）とクローズドクエスチョン（closed question：CQ）の2種類に分かれます。

OQとは、特に回答の選択肢を提示せず対象者に尋ねることをいいます。それに対し、CQとは、いくつかの選択肢を提示したうえで対象者に回答を求めることをいいます（**表5**）。私は、この二つを明確に使い分けています。

たとえば、対象者が一番感じていることを知りたい時やバイアスがかかりやすい人の場合は、あえてOQを使って問いかけ、一方、対象者に気づきを促す時や、課題の認知的負荷を減らす目的がある時はCQで問いかけます。また、対象者がネガティブで明らかな改善を実感していない時なども、あえて焦点化したCQを行うことで改善を実感していただいています。ただ、意識するあまり、ぎこちなくよそよそしい会話になっては患者さんも気を遣いますし、何より楽しくありません。やはり、患者さんと接する時はお互いが楽しいことが一番。

特別に意識し過ぎないでも、そのような声がけができるように毎日少しずつ心がけていくことで、そこまで気を遣わなくても会話することが可能となってきます。

と、ここまで書くと、私はバイアスは悪だと思っているように聞こえますが、私はバイアスが必ずしも悪だとは思っていません。対象者にバイアスを与えたうえで、正確な客観的評価で明確な変化をもたらすことができ、患者さんの主訴が改善するのなら、それは潜在能力を引き出しているともいえるからです（実際は、正確な客観的評価は行われていないことがほとんどですが）。セラピスト自身が、言語による教示も負荷であることを認識し、自分の言語によって患者さんにどのような影響を与えるのかを予測したうえで声がけをする姿勢が望ましいと思います。

「自分の身体」と筋紡錘

前述のとおり、身体所有感は目で見た情報や、触る・触られる情報、関節・筋内受容器などの求心性情報が複雑に絡み合って生成されているといわれています。

ちなみに、ここからは完全に私の主観ですが、身体所有感を増やすためには末梢からの求心性情報の入力を増やしたり、乱雑する情報を適正化する必要があると考えています。特に筋紡錘からの求心性情報は、セラピストが徒手的に介入しやすい情報源のひとつであるので、重要だと考えています。

それを裏づけるように、意識ができる深部感覚の中のひとつ、身体の肢節の位置を脳に伝える位置覚に関しては、McCloskey[37]の実験（足の指の腱を直接つまんで筋を引くと、関節運動は起こっていないのに、筋が動いた方向へ当該関節の動きの感覚が起こる）により、筋紡錘の貢献度が証明されていますし、意識できない深部覚の求心性伝導路である脊髄小脳路は、筋紡錘や腱紡錘からの求心性情報を小脳に伝えるといわれています（**図21**）。

脳卒中経験者は代償的な身体の使い方や、誤った運動学習により、筋緊張に不均衡が起こっていることが考えられます。つまり、身体所有感の材料のひとつが、すでに正常でないことが多いのです。

たとえば、以前私が外来で担当させていただいた患者さん（右視床出血、屋内T字

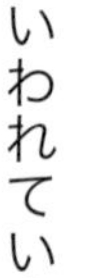

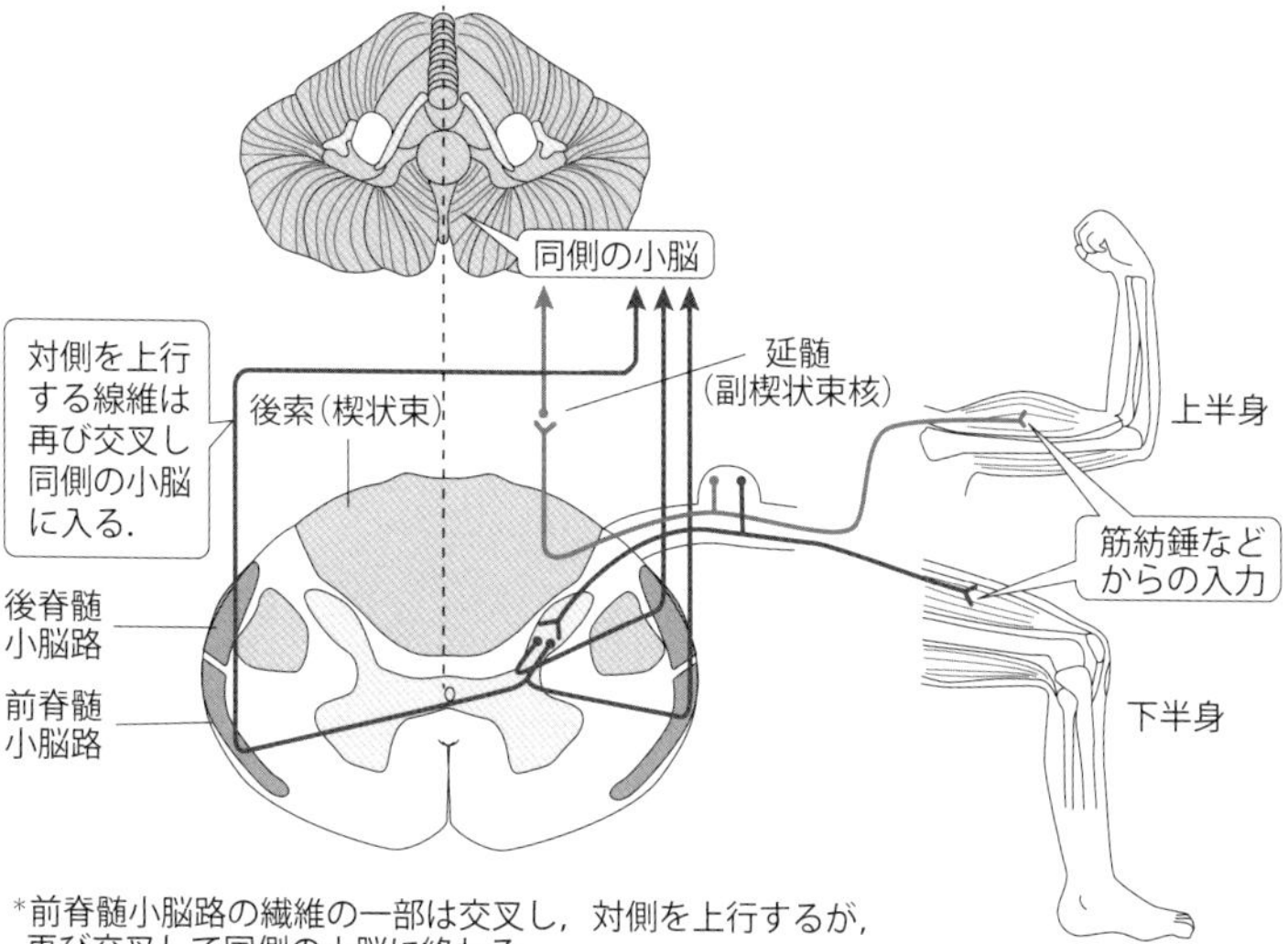

*前脊髄小脳路の繊維の一部は交叉し，対側を上行するが，再び交叉して同側の小脳に終わる．

図 21　意識できない深部覚の経路（文献 38）より引用）

杖歩行自立、BRSⅢ-Ⅲ-Ⅲ）で、初診時に「立ってると、足がドラえもんみたい」とおっしゃる人がいました。最初、その主観を聞いた時は『え？何それ？ ちょっと浮いてるってこと？』と戸惑いましたが、その人の立位姿勢を観察してみると、足趾の関節がこれでもかというほど屈曲していて、claw toe（鷲爪趾）を呈していました（**図22**）。

足部内在筋の筋緊張は低下し、外在筋の筋緊張は亢進しており、この求心性情報に加え、床面と足底の接触情報を脳が拾い、「足がドラえもんみたい」という主観の表出となっていると考察

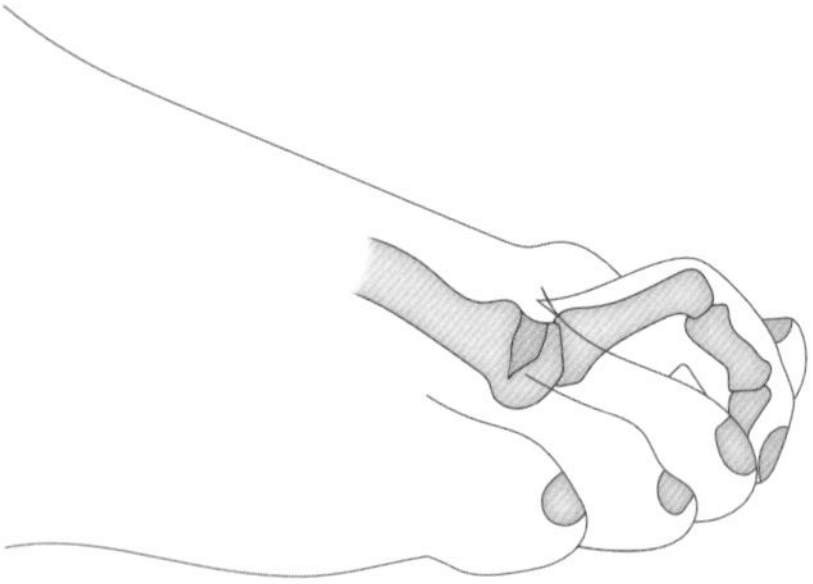

図22　claw toe

しました。そこで、足底への感覚入力と、立ち上がり動作時の過剰努力を抑制するように調整すると、足部内・外在筋の筋緊張は適正化され、立位時のclaw toeも消失し、「あ！　足の指が出てきた！」と主観を変化することができました。

また、別のある患者さん（右橋梗塞、BRSⅣ-Ⅳ-Ⅳ、運動失調、T字杖歩行近位見守り）では、立ち上がる時に「左足のほうが長くなって、不安定になる」という主観がありました。立ち上がりを観察すると、左足を外転位に接地し、離殿の瞬間には足部の内側アーチを潰すようにknee-in（膝が内側に倒れる）し、伸展相で足部が内反尖足位になるほどの痙性が出現していました。その機能的脚長差と痙性による突っ張り感を、主観的に左足の長さと不安定感として捉えていると仮定し問診を進めていくと、急性期病院で立ち上がりの練習時に、内反により母趾側が浮き上がった際、担当セラピストから「親指を床に着けるように」と指導されていたことが判明しました。

随意運動が障害されている段階で、本来無意識的に行っている動作に随意的な制御を求めることは、難易度が高いことは想像に難くありません。その患者さんは、どうにか「親指を床に着ける」という行為を成立させるために、股関節から代償していたのです。案の定、左股関節の位置覚を調べてみると、20度ほど外転位を正中と誤認し、外転方向の運動はまったく認識できていませんでした。そこを修正することで、股関節の知覚が可能となり、立ち上がり時に自然と左足の接地位置が中間位となりました。驚きとともに「普通に立てた！」「病気になる前の感じ」という感想がとても印象深かったです。

このように、脳卒中経験者の主観的発言は、体性感覚情報を統合・知覚（認知）したうえでの表出であることが多いのです。

これらはほんの一例です。しかし、一見理解しにくく思える主訴も、背景に神経科学的要素と運動力学的要素がある場合が多いと感じています。脳卒中経験者の主観と、セラピストの外部観察上の評価が乖離しないよう治療を進めていく必要があると考えます。

感覚障害を体験する

ここまでで、なんとなく感覚の重要性を認識していただけたと思います。そこで今度は、感覚障害を体験していただこうと思います。

私は今でも、顔面・四肢末梢に異常知覚（痺れ）が残存しています。今でこそ、痺れと共存していますが、初期の頃は痺れに対する心の閾値が低かったため、つらい日々を過ごしていました。身近なたとえでいうと、正座した時の足の痺れ。あの感じが、身体の半側（特に四肢・顔面）に起こっているという状態を想像してみてください。

ここまでお読みいただいたあなたなら、それがなかなかのストレスであることはご理解いただけると思います。しかし、私が一番つらかったのは痺れではありませんでした。

何だと思いますか？

私が発症当時一番つらかったこと。それは、右半身をまったく感じられなかったことです。私の場合、目で見た時にはそれが自分の身体であるとわかったので、より正確にいうと「右半身からの表在・深部感覚がほぼ脱失だったこと」でしょうか。超急性期の時の私は、寝ているベッドと自分の身体の境界がわからなくなるほどの感覚障害がありました。右手を触っても、感じるのは左手で触った感覚だけ。自分の予測した感覚が返ってこない時、人はものすごく不安を感じます。この感覚障害の不安感をどのようにして皆さんにお伝えしたらいいか、とても悩みました。一般の人々にとって感覚は常に入力されているもの。無意識のうちに入ってくる感覚を感じられないようにすることはできません。

そこで、本書の打ち合わせの時、担当編集の山中さんに相談したところ、おもしろい話を聞きました。それは、「椅子から半分お尻を出して座る」ということ。なるほど。確かにそれなら座面に接している殿部を麻痺側として体感できそうです。

さっそく試した私。でも、あの時（発症当時）のまっすぐ座っていられない感覚とは、何かが違います。もっと座っていようにも抗えない感があったのです。そこで、試しに殿部を出している側の右足を浮かしてみました。するとどうでしょう。左半身のみでは踏ん張ることもできずに右側に崩れてしまいました。普段潜在化している体幹失調まで顕在化し、危うく転倒するところでした。

確かに、この感じはあの時の主観に似ているかもしれません。

では、この不安定さを、あなたもさっそく体感してみましょう。

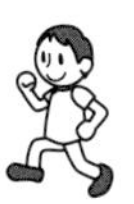

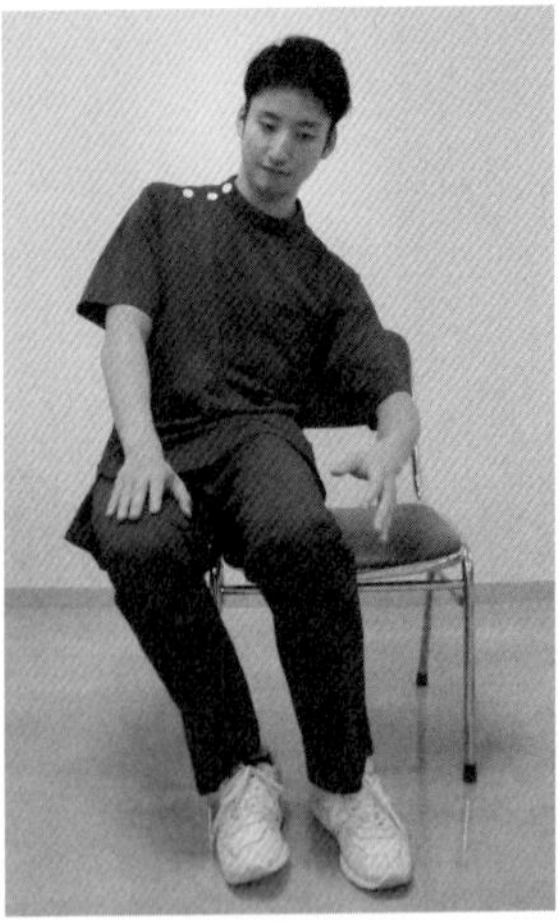

図 23　感覚障害を体験する

※姿勢保持に自信のない人は近くに手すりなどを用意していただき、転倒に十分注意して行ってください。

まず、標準的（座面高43㎝ほど）な椅子の上に座ります。そして、麻痺側に設定したほうの殿部を、殿裂（お尻の割れ目）まで椅子の外に出します。この際、非麻痺側に設定した下肢が内転していると、意外と耐えられますので、普通に座った位置にとどめておきましょう（**図23**）。

するとどうでしょう。当たり前ですが、麻痺側に設定した側の殿部を感じられず、麻痺側に倒れそうになりませんか？　戻そうと思っても、なかなか難しく、非麻痺側の腰が突っ張ってきたりしますよね。まず、体幹を

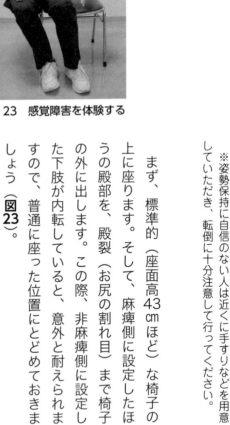

正中位の位置関係に保っておくことは難しいと思います。こういった状態の脳卒中経験者に、「まっすぐ座ってください」という声がけは適切でしょうか？　まっすぐ座ろうにも、抗いようがない不安定さに襲われていますし、そもそもどこがまっすぐかよくわかりません。

たとえばその状態で、麻痺側の手をあげたり、足を伸ばしたりすると、普段どおりにはいきませんよね？　一見、随意性の問題にみえても、土台（体幹、殿部）の安定性が乏しい場合も多々あります。

まずは、感じられていないお尻や足を感じられるようにすることが大切ではないでしょうか。

では、どうするか？　前述のとおり、一見、感覚脱失にみえる人でも、知覚や認知の過程で感覚を捉えきれていないことが多くあります。その際、課題の難易度調節として何か明確な指標を与えることで注意が向きやすくなることがあります。たとえば、患者さんの坐骨の下にセラピストの手を入れたり、硬い座面の椅子の前端に座っていただき、坐骨を感じて非麻痺側と比較してもらうことで、麻痺側のお尻を感じられることがあります。

また、身体失認や身体パラフレニア（自己の手を他者の所有物と認識する）のある患者さんも、手・肘・肩関節の骨突出部に対し、嫌悪刺激にならない範囲で軽く叩打刺激を与え、それを左右で繰り返すことで、自己身体に対する表出が出てくることもあります。私はこれには「骨膜感覚」が関わっていると考えています。骨膜にはご存じのとおり、感覚（知覚）神経が豊富に張り巡らされています。一説には、皮膚の知覚領域を表すデルマトームと分布が異なるともいわれます[39]（**図24**）。

ちなみに、網本ら[41]は、脳卒中経験者の視覚的垂直認知（目で見たまっすぐという感覚、subjective visual vertical：SVV）は麻痺側に傾斜していることを示しています。側方突進の代表的疾患としては、プッシャー現象（以下、プッシャー）が挙げられますが、プッシャーはSVVと身体的垂直認知（身体で感じるまっすぐという感覚、subjective postural vertical：SPV）の乖離がみられること（プッシャー例では、SPVは非麻痺側に偏位しているが、SVVは比較的保たれている）が報告されており[42]、病態が違うことから主観も異なると思われます。

知人の脳卒中経験者に聞いてみたところ、プッシャーは「左半身を動かなくされて、お尻の下からすごい重りで引っ張られる感覚」だそうです。先ほどの椅子からお尻を出

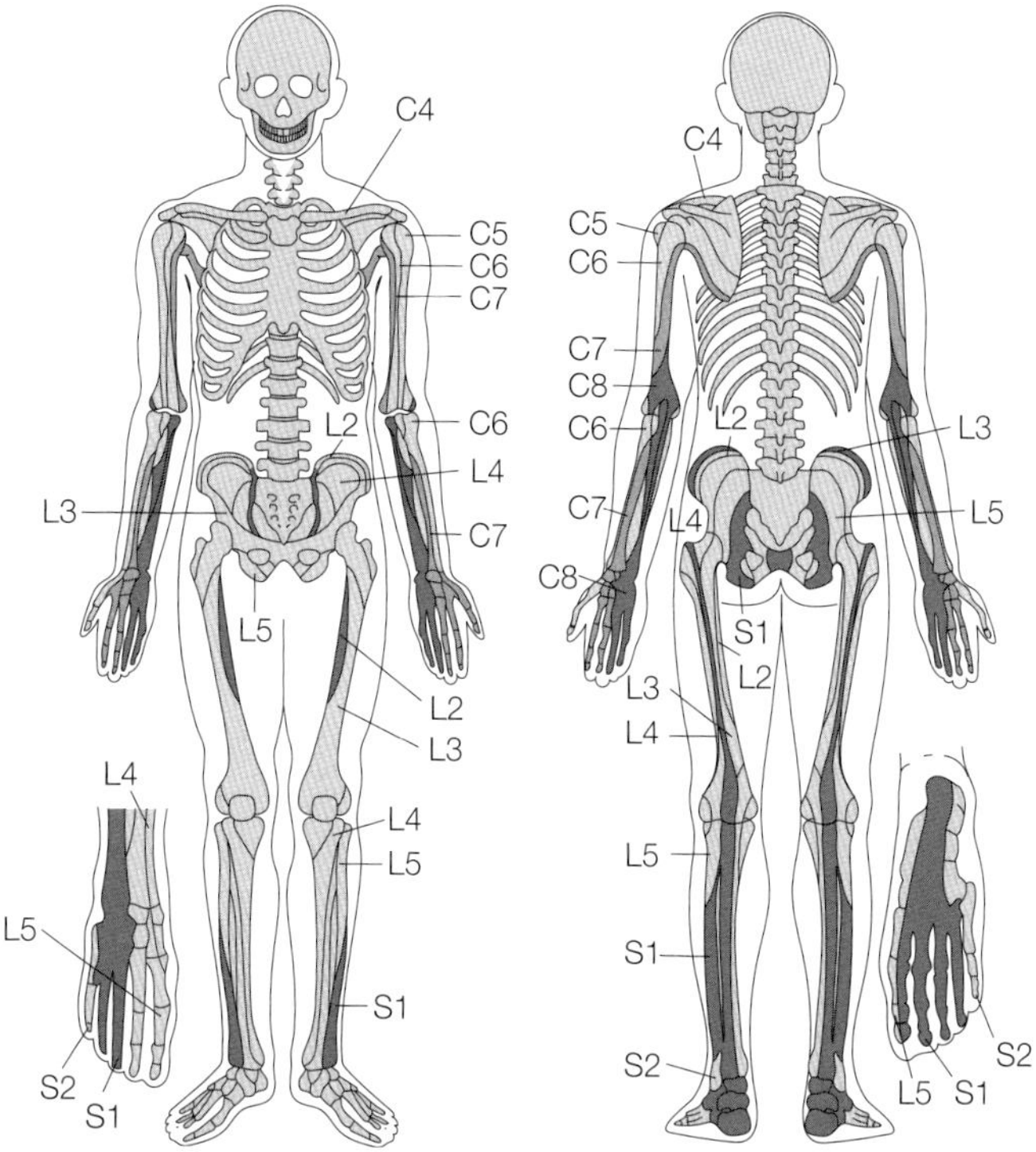

図 24　骨知覚分布（文献 40）より引用）

した状態から、さらに重りがつけられたら……。想像しただけでも、大変なことがわかりますよね。

ちょっとブレイク

筋緊張を感覚入力で軽減する

筋緊張を感覚入力で軽減する……。いったいどういうことでしょうか?

たとえば大脳基底核の運動ループの障害により、筋緊張の調整が破綻してしまい、安静時でも筋緊張が高く、背臥位でも**図25**のような姿勢になってしまう人がいた場合。あなたは、いきなり四肢末梢の関節から関節可動域練習を始めていませんか? 確かに、痙性は速度依存性の筋緊張亢進状態ですので、伸ばし始めは強い抵抗感を感じますが、しばらく伸ばしていれば緊張は緩み、伸張されると思います。しかし、本当に「最初の強い抵抗感」は伸張運動をするうえで付随しなければいけないのでしょうか?

たとえば、背臥位でも麻痺側の筋活動性が低く、体幹・殿部が右後方回旋しようとするのを、非麻痺側の過活動により無意識的に防いでいる結果として、連合反応としての

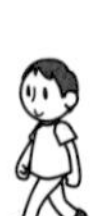

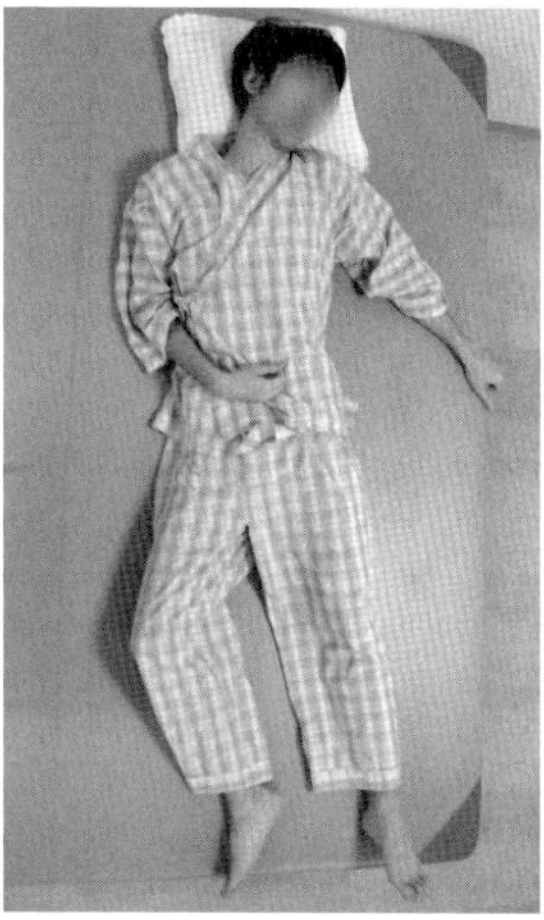

図 25　筋緊張が不均衡な患者さんの背臥位の例

麻痺側筋緊張の亢進が起こっていると仮定してみましょう。

そういった場合、まず身体背部を全面接触させることで、筋緊張が緩むことがままあります。その際、ベッドと身体の間を埋めることが重要になると思われますが、長時間努力的な背臥位で居続けた患者さんは、隙間を埋めただけでは筋緊張が適正化されないこともしばしばみられます。そんな時、タオルのような物を背部に通し、身体背面を上から下に徐々に擦るように移動し、感覚を入力してあげることで、体幹部のみならず末梢の筋緊張が緩和することがあります。

背臥位の場合は、支持面はいうまでもなく身体背面になり、土台をしっかりと感じられることで、末梢の四肢の筋緊張が緩和するようになると思われます。しかし、タオルの場合はベッドと身体との摩擦が強まり、スムーズに移動させることが難しいことがあります。そんな時は、たとえば介護用の「圧抜きグローブ」を使用することで、無理なく緊張緩和を促すことが可能になります。

筋緊張が感覚入力によって緩和されるのは、なにも中枢神経疾患だけではありません。たとえば、高齢者に代表的な整形外科的疾患として、大腿骨頸部骨折が挙げられます。受傷後は、多くは人工骨頭置換術が行われます。手術法が進歩したとはいえ、外側の支持機構を少なからず損傷するこの術式では、場合によっては深部の回旋筋を離断し、股関節外転筋にメスを入れることも多いのが現状です。そのため、術後の患者さんは、骨頭を臼蓋の方向へ安定させるベクトルのひとつを失い、代わりに内転筋群（特に短・長内転筋、恥骨筋）を過剰に働かせて骨頭求心性を保っていると思われることがよくあります。

そんな時に、大転子から臼蓋の方向へ骨頭を圧迫するように合力を与えることで、過剰に働いていた内転筋群の筋緊張が緩和することをよく経験します。

人の身体は全身に散りばめられた受容器からの求心性情報により、身体状態の適正化を現在進行形で更新しているのではないでしょうか。

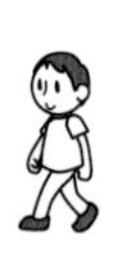

まとめ

- 視床は脳のハブ空港
- 「感覚脱失」を鵜呑みにしない
- 声がけも、患者にとっては「負荷」である
- 患者の主観と専門職の客観が乖離しない介入を
- お尻を半分出して、○○を体感

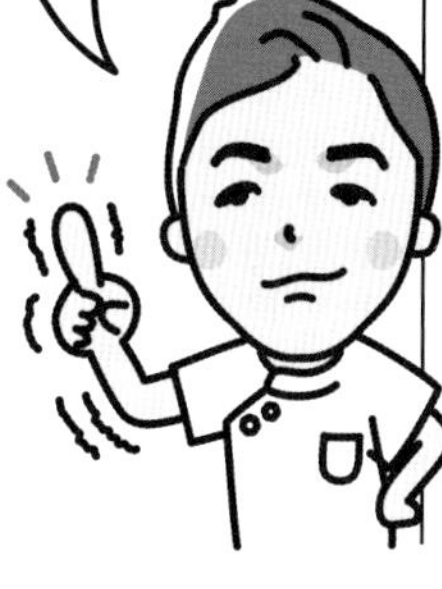

chapter 3

運動失調の本当

あなたは、腕が震えてコップの水をこぼしてしまったことはありますか？　食事中に手が震えて、箸をすっ飛ばしたことはありますか？　文字を書こうとしても、勝手に震えるのでミミズが動きまわったような字になったことは？

私は、あります。自分の意思とは関係なく、腕や手、足が震える……。とてもイライラしますし、常に葛藤と闘っています。ラーメン屋さんに行っても中身の入った器は受け取れませんし、食べ放題のバイキングに行っても両手で器を持てず、たくさん往復しなければなりません。そのぶん運動量は確保できますが。私は、麻痺の程度は軽いにもかかわらず、この障がいのせいで利き手交換を強いられています。

本項では、私が現在も最も苦しめられている障がい、運動失調についてお話させていただきます。

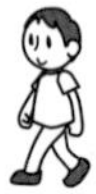

運動失調とは

運動失調とは、「協調運動障害のひとつの表れであり、したがって筋力低下があってはならない。運動失調の第一は随意運動がうまくできず、運動の方向や程度が変わってしまうものである。第二は体位や姿勢の異常で、それらを正常に保持するのに必要な随意的な、あるいは反射的な筋の収縮が損なわれている」と定義されています(10)。つまり、読んで字のごとく、運動の調和を失った状態といえます。責任病巣として、小脳性（小脳・橋・延髄・視床など）、感覚性（脊髄・視床など）、前庭性（前庭・迷路系など）、大脳皮質性（前頭葉・頭頂葉）が挙げられ、上下肢に起こるものを肢節運動失調、体幹に起こるものを体幹運動失調と呼びます。

歴史的には、1917年にHolmes(43)が行った第一次世界大戦の銃創患者（ヘルメットで覆われていない小脳部分に受傷した兵士）を対象にした有名な研究で、小脳性の協働収縮不能のイメージをさらに明瞭にしたといわれています。

私の場合でいうと、随意性はBRSⅥとかなり保たれているにもかかわらず、利き手交換しているのは、まさにこの運動失調のためなのです。

自分勝手に震える手—企図振戦

運動失調の主観をお伝えする前に、もう一度私の入院時を振り返ってみましょう。

まず、最初は感覚脱失で、運動麻痺が強かったため、腕が震えることに気づきもしませんでした。少し腕が動くようになってからは腕が震えることに気づきましたが、運動麻痺の影響かと思っていました。決定的に自覚したのは、運動麻痺がある程度改善してからのこと。何か物を取ろうとした時に目標物が近づくにつれて、上肢の震えが明らかに増悪したことがきっかけでした。取ろうとしても、腕が勝手に震えてしまう。取りたいけれど、震えた腕はそこから先に進んでくれず、イライラは募るばかり。それが毎日、右腕を使用しようとするたびに付きまとうのです。

震える手と生活するのはなかなかイライラするものです。まずはそのイライラを想像してみてください。できるだけ、リアルに想像してみてくださいね。

今、あなたの前に極細の針とその穴にギリギリ入る太さの糸があります。あなたはその糸を10秒以内に通さなくてはいけません。できなければ貯金半額。しかも途中で、誰

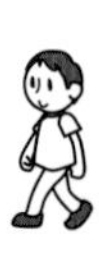

かが肘を揺らしてきます。

いかがですか？　想像しただけでイライラすると思います。そのイライラが、右上肢を使用する時すべてに付きまとっているのです。

この症状は、「企図振戦」と呼ばれ、主に小脳系（厳密には、小脳歯状核から出て、上小脳脚を通る小脳遠心路）の障がいで起こるとされています。ここで、思い返してみてください。私の梗塞巣がどこにあったかを。

そう、視床でしたね？　視床の障がいなのに、小脳性の失調症……。

どういうことでしょう？　感覚障害の項でも説明しましたが、視床は脳の広範な場所と連絡をしている部位でしたね？　もちろん、小脳とも密に連絡をとっているのです（155頁、**表4**）。小脳と連絡をもっている視床の神経核はVL・VA核です。私は感覚障害もあり、感覚に関わる視床の神経核はVP核です。その両者を栄養している血管は視床膝状体動脈です。つまり、この血管が詰まったり、ほかの穿通枝の梗塞の影響で、脳浮腫や機能解離などが起こり、腹側視床に障がいが起こったと考えられるのです。

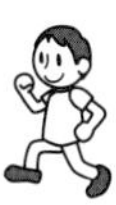

震え増強のスイッチ

私が生活するうえで、現在最も苦しめられている障がい、運動失調。特に、上肢の到達運動時に最終域で震えが増悪する企図振戦は、利き手交換を強いられるほどです。しかし、この症状は固定化されたものではなく、ある程度流動的でもあるのです。

体調によっても震えの程度は変わりますし、その時々の環境の違いによっても、かなり震えの程度は異なります。それを表すエピソードをひとつご紹介しましょう。私には、自分の右半身について、「過少評価していたな」と思った出来事があります。Ｐａｒｔ１でも書きましたが、電車は退院直後の私にとってちょっとしたアトラクション。特に混雑時で手すりにつかまることのできない時などは、バランスをとるのに必死で、すぐに右ふくらはぎが張ってきます。そんな状態で電車が大きく揺れ、右側に動揺した場合、私はどうやって対処していたと思いますか？

普段なら左手で左側の手すりをつかむのですが、その時は、左側の手すりの前に人がいました。その場合、私は身体を右に捻り、無理やり左手で右側の手すりをつかんでいたのです。なんと非効率的。

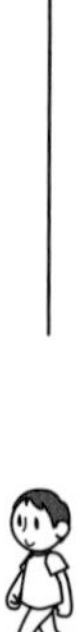

ある日、電車に乗りこんだ際に、案の定手すりをつかめないくらい混雑していました。目的の駅まで少し距離があり、長く手放しで立たなければいけない状況だったため、心境はハラハラ。なんとかバランスをとれる状態に足を開き、膝を柔らかく使うよう自身に言い聞かせていました。しかし、そういう時に限って、突然電車の揺れは襲ってきました。いったい、どうなったでしょうか？ 急ブレーキによる突然の横揺れに対し、右方向へ動揺した私は、無意識に、反射的に右手で手すりをつかんだのです。

このエピソードは、反射的に右手が出ないという、日常生活での負の経験を重ね過ぎた結果、「右手は揺れるし、とっさの反応は起こせない」という思い込みができ上がっていた可能性を示唆していると思われます。

また、私は常々、「この震えの震源地はどこなのか？」「なぜ震えるのか？」が気になっていました。そんな時、運動失調患者に、肘関節の屈曲と伸展で指標に対して到達運動を行わせた際、肘の下に台を置き肩関節を固定することで震えが減少するという論文を知りました（**図26**）(44)。

自らの身体を使って検証したところ、なるほど確かに震えは減少します。要は、空間上の関節の自由度を減らしてあげると、運動の難易度（感覚フィードバックと予測値の

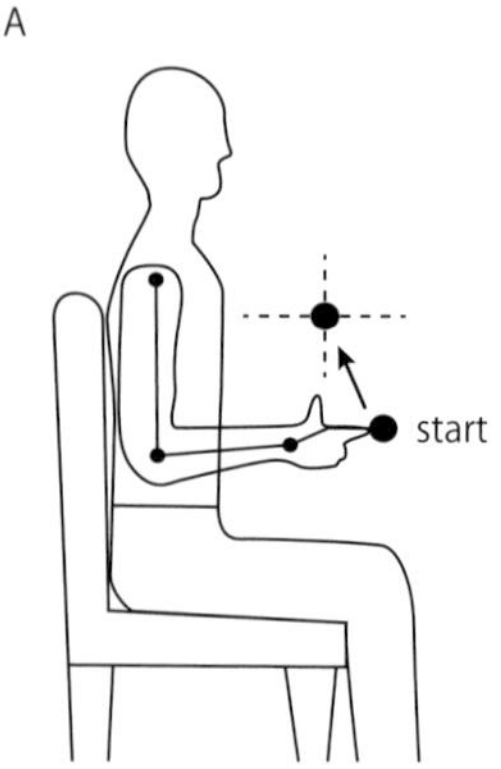

図 26　関節の自由度が減ると、震えも減少する（文献 44）より改変引用）

照合の難易度）が下がり、震えも減少するというわけです。そこで、震えの増減は関節の自由度だけの問題なのか、自分の身体を使って、簡単な実験を行いました。

実験したのは、到達運動をする時、日常で私が実感したり疑問に思っている次の事柄について。

①開眼と閉眼では、どちらが震えるのか？
②運動の速度は、関係あるのか？
③対象物は狭い空間にあるほうがよいのか、広いほうがよいのか？
④精神的緊張は震えに関係するのか？

各条件とも、指標を同じ高さ・距離に置き、それに対する到達運動課題（鼻と指標間の往復）で比較をしました。速度は特に規定せず、やりやすい速度で行いました。また、回数は5回とし、疲労が出たら適宜休憩をとりながら行いました。

いったい、どうなったでしょうか？

それでは早速、一つひとつ検証してみましょう。

まずは、①開眼と閉眼の違いについて。

一般的には、協調運動障害に対する運動療法としては、フレンケル体操に代表されるように視覚的フィードバックを用いることが推奨されています。つまり、運動調節系の破綻を視覚で補いつつ、難易度調整をした運動を行いフィードバックしていくことで、運動学習を促していくという方法です。

では、私の場合はどうだったでしょうか？　まず、開眼で行った時は案の定自分の鼻と目標に対して到達運動を行う度に、指先が震えます。そして、特に目標物に到達しようとする間際にはその震えは増大します。よくみてみると、指先だけでなく、肩・肩甲帯までもが震えています。そして、到達直前には震えが増悪してしまうため、到達という行為を成立させるために、代償的な頸部・体幹の伸展まで認められます。この時の主観としては、先に例えたようになんともどかしい感覚がします。

ひとつ気づいたことがあります。たとえば、ぼやけた目のピントを合わせる時のよう

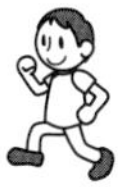

に目標物を注視すればするほど震えは増悪し、到達直前で細かく震えるのです。そして、その震えに耐えて到達運動を行おうとすればするほど震えは増大し、ついには「ええい！　もういいや！」というように面倒くさくなり、勢いで到達運動を行うため、正確性を欠いてしまいます。動作が破綻してしまうわけです。

では、閉眼で行った場合はどうでしょうか？　一連の動作を撮影した動画をみると、もちろん目標物はみえなくなるために正確なリーチは行えなくなりますが、なんと震えがわずかに減少しています。主観的にもその時の「もどかしさ」は薄れています。一般的にいわれている視覚によるフィードバックを排除したほうが、です。ここからはあくまで私の主観ですが、普段は視覚的な依存を強めて生活しているため、無意識の予測的な運動制御をmaskingしてしまっている可能性があるのではないかと考えています。視覚と体性感覚は、ある意味でトレードオフな関係にあるわけで、適度な割合が存在するのではないかと考えています。

次に、②運動の速度について。

一般的には、Fittsの法則(45)に代表されるように、運動の正確性と速度は反比例するとされ、運動が遅ければ正確性は増し、運動が速くなるほど正確性は低下するため、同

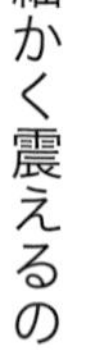

時に追求することは難しいとされています。

では、私の場合はどうだったでしょうか？　私の場合も、この基本原則は当てはまりました。しかし、少し違うところがありました。それは、確かに到達運動を可能なかぎり速く行うと、肩関節からの粗大な震えは増悪しますが、ゆっくり行いすぎると、今度は到達直前で震えが増悪してしまうのです。つまり、震えが出にくい運動速度の範囲があるということです。ここからはあくまで私の主観ですが、運動の原則だけでいうとFittsの法則が当てはまると思いますが、運動失調者が到達運動を行っている時には、必ずといってよいほどに過剰な注意や感情的側面が随伴してしまいます。遅すぎる運動速度ではその影響を受けやすいために、震えが増悪し、ある程度の運動速度があったほうが震えが抑えられたのではないでしょうか。

最後は、③対象物は狭い空間にあるほうがよいのか、広いほうがよいのか、④精神的緊張は震えに関係するか否かです。指標の手前に幅15㎝ほどの障害物(2本の細長い筒)を固定して置き、空間の広がりを制限しました。また、精神的緊張は筒を固定せずに置くことで負荷をかけました。さて、どうなったと思いますか？

これは、今までの中で、一番顕著に震えが増悪しました。特に、筒を固定しなかった

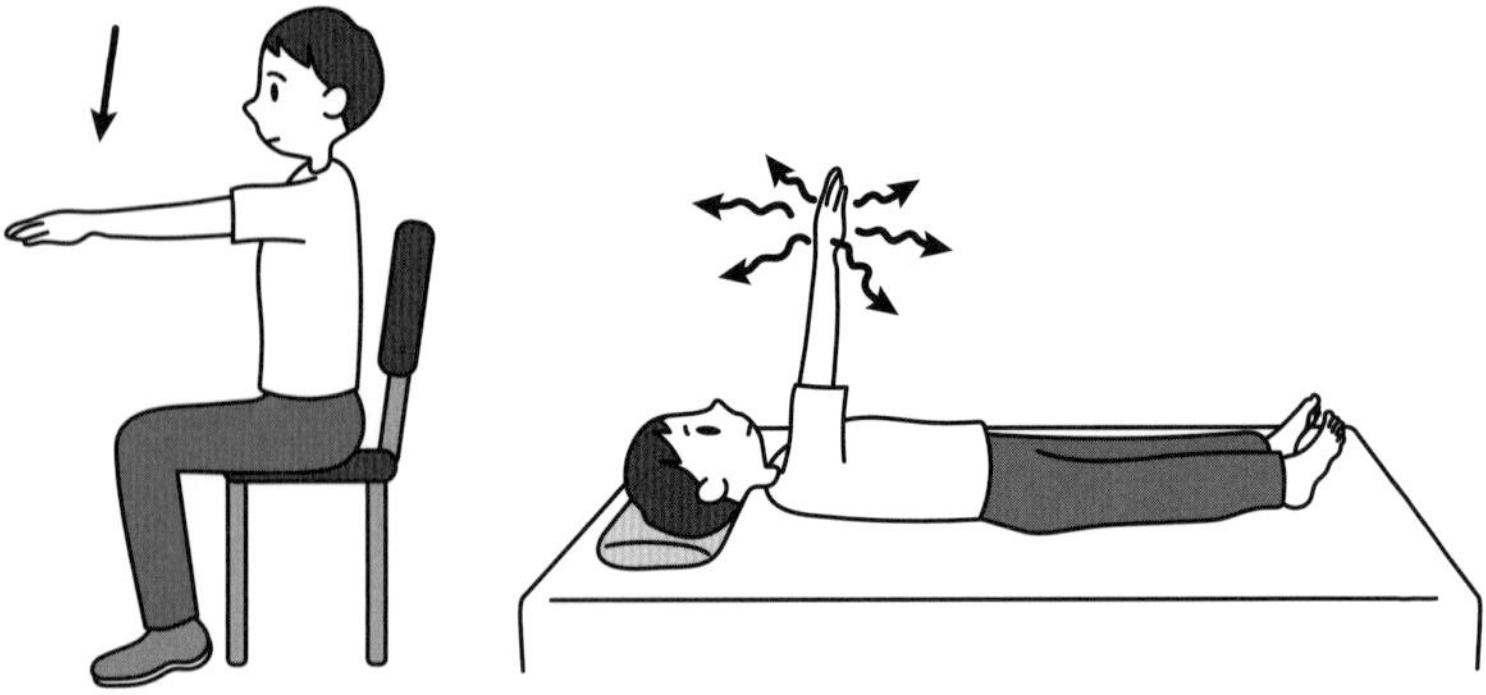

図 27　制御する方向が増えると、震えも増悪する

場合は2本の筒の間を指が通ることができないほど震えが増悪し、行きたくても行けないもどかしさを味わいました。しばらく頑張ってみたものの、頑張れば頑張るほど震えは増悪し、ついには棒を倒してしまいました。表面張力で耐えていたコップの水が、ついに溢れ出してしまったように。

　また、前述以外にも重力に対する制御が多方向になると震えは増悪します。たとえば、背臥位で肩関節を90度屈曲し、肘関節と手関節を伸展し保持しようとした場合で考えてみましょう（**図27**）。この時、この姿勢を保持するためには360度方向の安定性が必要になってきますよね？　このように自由度が大きすぎる場合、非常にコントロールがしづらいのです。一方で、これが少しだけ頭方もしくは尾方にずれたとしても、重力というガイドがいますので、拮抗するように筋収縮すれば保持することができ、難易度としては易しくなります。これらの実験では、私の予想に反するものや、予想通りのものがありました。これらの現象は、あくまで私個人の体験です。しかし、臨床上のヒントが詰まった重要な所見であると考えています。

頑張った結果の「代償固定」

私は現在、回復期リハ病院に勤めています。回復期リハ病院にお勤めのセラピストの皆さんと同じように、一日20単位を取得し、週5日勤務し、全介助の人の移乗や歩行をお手伝いさせていただくことも多々あります。勤務が休みの日にも、患者団体の活動やら講演やらで、何かしら活動していることが多いです。すると、この身体にある変化が起こってきます。

肩甲骨は張り付き、右半身は重くなり、首も回らなくなってきます。歩いていても、床に足が引っ掛かることも増えますし、腰も痛くなってきます。簡単にいうと、身体の自由度が少なくなってきます。そうなってくると、右半身の痺れや震えも増悪し、私が大事にしている〝自分の体感〟が薄れてきます。目を閉じると、右肩がお腹のあたりにあるように感じることもしょっちゅう。特に調子が悪い時など、第三者がみても右肩が下がっていたり、分回し歩行が強まったりと明らかにわかるようです。

このように手足の震えや動きが悪くなると、私はそれらを代償するために身体の中心部に末梢を近づけて固定するようにして使用します。患者さんの身体を支える時など、自分の肘を自分の脇腹に固定したり、患者さんの手足を動かす時は自分の膝で自分の腕を固定したりします。一見、非効率的な身体の使い方をしていますが、安定性を求めるとその戦略をとったほうが都合がいいのです。これを私は、「代償固定」と呼んでいます。

この代償固定、その場の行為を遂行するためにはとても役立つのですが、デメリットがあります。それは何だと思いますか?

それは、常に求心的に筋活動を繰り返した結果として、その部分の筋緊張が亢進し、軟部組織が短縮していくのです。特に、頸部から肩甲帯、肩甲帯から脇腹や下肢後面にかけてはもうガッチガチ。そうするとどうなるか? 人間の身体には、over stretch over contraction(OS-OC)の原理というものがあります。これは簡単に説明すると、より近い関節の動きが障がいされると、すぐ隣の末梢関節の動きが過剰になるという原則です。たとえば、振り返って真後ろの物を取ろうとしてみてください。まずは何も考えずに。次に、体幹の回旋を伴わずに行ってみましょう。

するとどうでしょう？　1回目より、肩だったり、肘が頑張らなければならないでしょう？　それがOS-OCの原理です。つまり、ただでさえ動きづらい右上下肢が、代償固定により体幹部の動きが阻害されることで、より活動を求められるということになります。

そうなってくると、どうなるか。上下肢に関節可動域制限や随意性に問題がない場合は、なんとか行為を遂行することが可能ですが、関節可動域制限や麻痺などで体幹部の動きをカバーできるだけの容量がない場合、運動範囲の狭小化を招きます。狭まった運動範囲で代償的な運動をし続けた場合、さらに厄介なことが起こります。キーワードは、「運動学習」です。

運動学習と落とし穴

中枢性疾患の患者さんだけでなく整形外科的疾患の患者さんでも、受傷からの期間が長い人だと外部観察上は不合理な動作（例：痛みが消えても跛行が治らない、リハ室を出た途端に歩容が元に戻る……など）をされることがありませんか？「なんでわざわざそんな動き方をするのだろう……？」と感じることも少なくないと思います。一見不合理にみえるその動作には運動学習が関わっていると考えます。

運動学習とは「巧みな課題遂行の能力を比較的永続する変化に導くような実践あるいは経験に関係する一連の過程」と定義されます(46)。運動学習には、主に大脳皮質が関わる「教師なし学習」、主に基底核系が関わる「強化学習」、主に小脳が関わる「教師あり学習」があるとされています。この三つが互いに関わり合っていますが、ここでは主に小脳が関わる「教師あり学習」についてご説明させていただきます。

教師あり学習とは、比較照合する基準（遠心性コピー・内部モデル）があり、意図した運動（予測）と、実際にした運動結果の誤差を修正しながら学習していく過程のことをいいます。

運動学習と聞くと、あなたはどういうイメージをおもちでしょうか？「運動学習が進み、動作が円滑になった」など、良いイメージをおもちの人が多いのではないでしょうか？　私が思うに、実は運動学習には落とし穴があるのです。

それには「内部モデル」というキーワードが絡んできます。内部モデルとは、脳内（小脳）に存在する運動の見本のようなもので、わかりやすくいうと動き方の「クセ」や「コツ」のもととなるものです。

たとえば、初めて自転車に乗れるようになるまでのことを想像してみましょう。最初は、まっすぐ走ることができずにふらふらしますね？　手足の力加減もバランスのとり方もわからずに、必要ないところに力が入ってしまったり、転びそうになったりします。しかし、親に後ろから支えてもらったり、補助輪を付けたりして、難易度を調節しながらトライ&エラーを繰り返すことで、だんだんと乗るコツをつかんでいくことと思います。「絶対離さないでね！　絶対離さないでね！　絶対離さない……あれ？　離してる？　乗れてる！　乗れてる!!」というやつです。

この状態は、慣れない運動（自転車に乗る）ことを繰り返し、トライ&エラーを繰り返すうちに自転車に乗るための力加減やバランス感覚を無意識のうちに学習（内部モデルの正の更新）が進んだことを表します。「正の更新」と書きましたが、実は内部モデルには負の更新もあるのです。たとえば、患者さんが代償的な歩容をしていたとします（例：分回し歩行）。歩くという行為を遂行させるため、歩行を繰り返すことで内部モデルが更新され、その非効率的な歩容をもとに、運動の見本がつくられてしまうのです。

代償的な動作を繰り返すことで、二次的な障がいが起こる可能性は高くなります。二次的な障がいが起こると、代償的な動作がさらに助長されていきます。その結果、それをもとにした内部モデルが更新されてしまい、負のスパイラルに陥ってしまいます。

それを表すエピソードがあります。入院初期の私は、病前の自分のイメージが明確にあり、それを目標にリハを頑張っていました。入眠中、脳梗塞を患う前の自分の夢をみて、自由に駆け回る夢の中の自分と、歩くことすらできない現実の自分に落ち込んだこともしばしば。

しかし、ある時、夢の内容が変わり、脳梗塞になった自分が良くなった夢をみたのです。「良くなった」といっても完全には戻っていません。つまり、動きのベースが脳梗塞後になってしまったのです。当時の自分は、夢の感覚を「過去のベストな身体動作を忘れようとしている表れ」と書いています（33頁）。

まさにその状態が内部モデルの負の更新を表しているのではないでしょうか。

それを防ぐために、私は今でも身体のケアは欠かせません。まだ三十代の私ですらそうなのですから、ご高齢の脳卒中経験者はなおのことケアが必要だと思われます。対象者の代償的な動作が脳の問題なのか、二次的に起こった問題なのか。しっかりと見極める必要があります。

それとともに、急性期から回復期リハ病院に入院している間に、極力正常な運動学習を進めていくことの重要性がうかがえますね。

不安定さの輪郭をみつける

あなたは、運動失調を呈する患者さんの歩行介助を行う時、何に気をつけていますか？ 転ばないようにしっかり支える？ 足を挟み込まないように重心移動を手伝う？ かなり動揺する姿勢に、ついつい介助の手に力が入ってしまうことも多いですよね。

私自身、歩行介助はまだまだ修行中の身であり、日々その難しさと奥深さを実感しています。そんな中、歩行介助が上手なセラピストと苦手なセラピストを比べた時に、決定的に違うことがあると気がつきました。それは、患者さんの動きを邪魔しているか否かです。

経験の浅いセラピストは、たとえば後方介助で歩行練習をする際に患者さんの動きを感じられずに歩調が合わなかったり、動きの予測ができずに体幹を支え過ぎて動きの邪魔をしてしまったり、トゥークリアランス（床とつま先の間隔）を気にするあまりに足元を覗き込み、覗いている側の患者さんの身体を後ろに引いてしまったりといったことが多いように感じます。

視覚的なフィードバックは、体性感覚由来のフィードバックより反応時間が遅いといわれています。つまり、セラピストが患者さんの動きを感じとり、動きの予測をすることができないと視覚に依存する割合が増え、つい過介助になってしまい、患者さんの自由度を減らし、内乱・外乱に対する適応のチャンスを失わせてしまう可能性があるということです。相手が運動失調患者さんだと、動揺の不規則性からそれが顕著になる傾向があると思います。

しかし、動揺＝不安定かといわれると、私はそうではないように感じています。たとえば自分の場合、なんらかの外力によって転倒しそうなほど支持基底面の外に重心が振られた場合、その先に壁などの動かない対象物があったら、そこにぶつかることで転倒を防げるので、あえて踏ん張らないことがあります。第三者がみると、転倒の危険性が高いと評価されるでしょうが、私の中ではストラテジー（戦略）ができ上がっているの

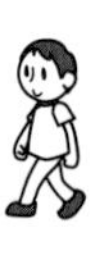

です。それを、私は「バランスの輪郭」と呼んでいます。特に、発症からある程度の月日が経った患者さんの場合、自分のバランスの輪郭がわかっている可能性があります。

たとえば、姿勢制御の段階の中で、アンクルストラテジー、ヒップストラテジー、ステップリアクションが有名ですが、健常者でも従来いわれているようにアンクルストラテジー→ヒップストラテジー→ステップリアクションの階層構造で対応しておらず、アンクルストラテジーで対応できない場合は、ステップリアクションで対応する人もいることがわかっています(47)。

では、それをどうやって評価したらよいでしょうか？　答えは簡単です。患者さんに聞いてみればよいのです。顕著な動揺を示した時にそれを自覚できているのか、そして自覚できているなら、今は転びそうな感じがしたか。それとも、本人の中ではストラテジーがあったのか。そういった患者さんの主観を引き出し、患者さんそれぞれの柔軟性を尊重しつつ、専門職としての評価と照らし合わせ、練習を進めていくことが重要ではないでしょうか。

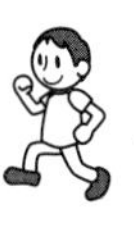

運動失調と運動学習を体感する

私がお話させていただく講習会では、参加者の皆さんに擬似的に運動失調のイライラ感を体感いただいているのですが、ある道具を使用するため本書では行うことができません。そこで、パソコンとマウスでできる、ちょっとした課題を考えてみました。しかも、擬似的に運動学習も体感できるという一石二鳥の課題です。準備はいいですか？

まず、パソコンを1台とマウスを用意します。用意ができたら、Word（Microsoft）などの文書作成ソフトを立ち上げてください。準備ができたら、1枚のページにランダムに点を打ち、スタートとゴールを決めます。次に、マウスを逆さまに持ちスタートからゴールまで波打つようにたどってみてください（**図28**）。

どうですか？ 思った場所にマウスが動かず、なかなかイライラしますよね？ しかし、何度か繰り返すうちにだんだんと思ったところに動かせるようになると思います。この時のイライラ感が、運動失調で腕が震える時の心情に似ていますし、だんだんとできるようになっていくところが運動学習を示していると思われます。少しでも運動失調のもどかしさを体感し、リハに役立てていただけましたら幸いです。

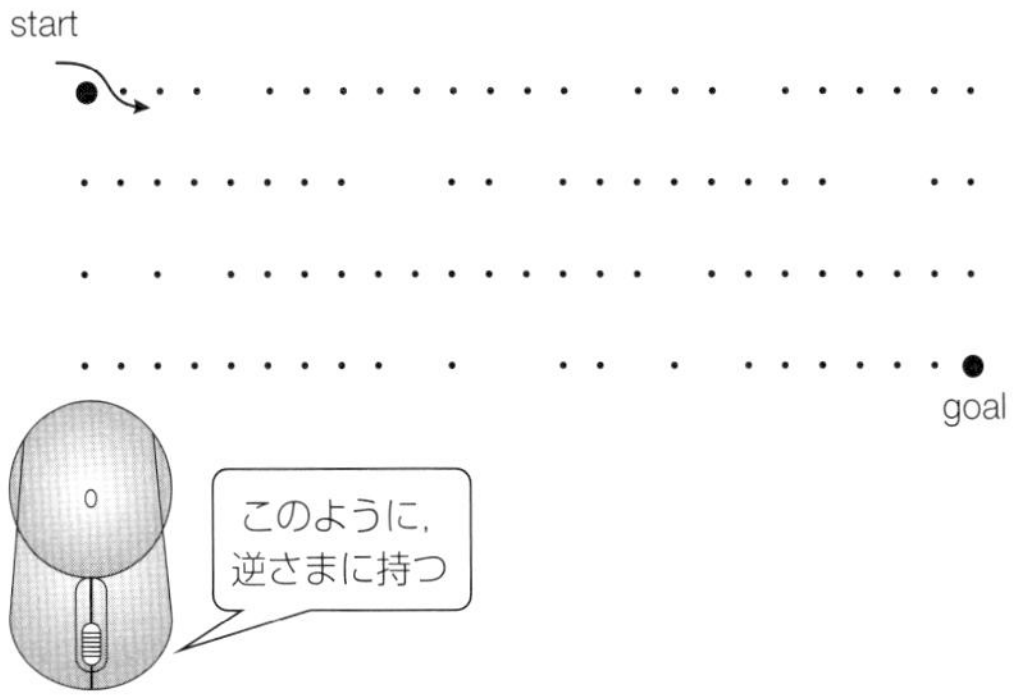

図 28　運動失調と運動学習の疑似体験

ちょっとブレイク

固定をケアするストレッチング

私は疲れてくると右の首～肩～脇腹にかけてガッチガチに硬くなる感じがします。肩甲骨は胸郭に張り付き、歩いている時に右の爪先がよく引っかかり、左足も歩き出しではカクッと膝が折れることもあります。定期的に初動負荷トレーニング®の施設に通えればいいのですが、毎日の業務の疲れと、課題に追われてなかなか行けないのが現状です。ここでは、そんな時に私が行っているセルフケアをご紹介します！

ターゲットは、私が硬くなりやすい脇腹と太ももの裏です！

※これは私が行っているセルフケアです。もし試される人は行っている最中に痛みや不快感などが出ない範囲で行ってください。

※普段から身体を硬くすることで安定性を出している人は不安定さを感じることがあると思います。ストレッチング後に急に動き出さないように注意してください。

【1　リラックス】

①床（もしくはベッド）に仰向けになります。そして、目を閉じ、楽に呼吸を繰り返

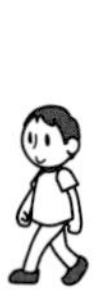

しながら、ご自身の背中、肩甲骨、腰、太もも、ふくらはぎが床に着いているかどうかを確認していきましょう。床と離れているところはありますか？　左右差はありませんか？

②①でしっかり床に着いていたほうの背中が重くなるように、ジワ～ッと体重をかけてみましょう。ご自身の背中、肩甲骨、腰、太もも、ふくらはぎはしっかり着いていますか？　目を閉じて、楽に呼吸を繰り返していきます。

③①で床から浮いていたほうの背中をより感じられるように、楽にジワ～ッと体重を移していきます。背中、肩甲骨、腰、太もも、ふくらはぎはしっかり着いていますか？　左右の違いを感じていきましょう。着いているかどうかを確認していきましょう。何度かゆっくり繰り返すうちに、左右差が少し減ってくると思います。

【2　T-ツイスト】

①両手を床から離さないように肩の高さまで広げ、両方の膝を立てましょう（一人で難しい人はどなたかに手伝ってもらってください。痛みや不快感が出ない範囲で行いましょう）。真正面からみた時にT字になるような感じです。

②目は閉じたまま、楽に深く呼吸を繰り返しながら、みぞおちを中心に両膝が離れない範囲でゆっくり左右に倒していきます。両方の肩甲骨が離れないようにゆっくり行い

ましょう。倒した先で、肋骨が広がるように深呼吸を2〜3回繰り返します。

③その際も、左右の背中が床に着いている感じを確認しながら、痛みの出ない範囲で行っていきます。最初に倒した時の突っ張り感が減っていくことを感じましょう。

【3 C-スパイン（正面）】

①背もたれつきの椅子に座ります。肘かけがないと不安な人は介助者と一緒に行いましょう。椅子に座って、左右のお尻（坐骨）を感じましょう。どちらかのお尻が感じにくいこともあると思います。何回か左右にじんわりと体重をかけ、体重がどこに乗った時に左右差が減るかを感じましょう。

②できる範囲でお尻が左右均等に着いたら、そのまま骨盤から順に丸めて（猫背にして）いきましょう。イメージとしては、お尻の後ろを椅子につけながら、お腹が短くなるように、一個一個の背骨が下から順に丸まっていくような感覚で行いましょう。身体がアルファベットの「C」の字になるようなイメージです。どこかで動きづらいところや痛みの出るところがありましたら、少し身体を伸ばし、またお尻を感じながら、一つひとつ丸まっていきましょう。

③すべて丸まって猫背になったら、頭のてっぺんが天井に引っ張られるように、一つひとつ背骨を積み上げていきましょう。お腹は広がってきましたか？　お尻は左右均等

ですか？　気持ちよく伸びることができる範囲で行いましょう。

④何回か行うと、背中が柔らかくなってくると思いますので、息を止めないように行いましょう。楽にご自身の身体を感じることが重要です。

【4　C-スパイン（側面）】

①正面の時と同様に、椅子に座って左右のお尻（坐骨）を感じたら、坐骨を感じるほうのお尻が重くなるように少しずつ体重をかけていきましょう。この際に、体重を乗せていない側の脇腹が結果的に縮まっていることを感じつつ、また、体重を乗せている側の脇腹は伸ばされるように、身体がアルファベットの「C」の字になるようにゆっくり動きを感じてみましょう。

②一方の坐骨に体重が乗るのを感じながら、一個一個の背骨が動き、弓なりになるようなイメージで行います。どこかで動きづらいところや痛みの出るところがありましたら、少し身体を戻し、またお尻（坐骨）を感じながら、ゆっくり行っていきましょう。

③気持ちよい範囲で「C」の字になったら、顎を引いたまま、頭のてっぺんが天井に引っ張られるように、一つひとつ下から背骨を積み上げていきます。スーッと伸びたら、左右のお尻（坐骨）がだいたい均等に感じられるところまで戻ってあげましょう。身体がねじれやすい人は、両肩と両骨盤が正面を向いたまま行ってみてください。脇腹は広

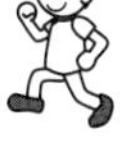

がってきましたか？　お尻は左右均等ですか？　気持ちよく伸びる範囲で行ってください。何回か行うと、背骨が柔らかくなってくると思いますので、息を止めないように行いましょう。

④それができたら、今度は反対側も同様にジワ～ッと感じていきます。もし麻痺側の坐骨が感じにくい時は非麻痺側で行った動きを思い出し、似た感覚を探すように行うと感じやすいかもしれません。

【5　ハムストリングス・ストレッチング】

ハムストリングスとは、太ももの裏側に存在する三つの筋肉の総称になります。私は特に両側のハムストリングスの柔軟性が低下しやすい感覚があります。この筋肉の柔軟性を保ちつつ、弾力性をもたせることは私にとっては非常に重要なことなのです。

①一般的な高さ（43㎝程度）の椅子に腰かけます。座面は硬いほうが望ましいです。

②姿勢が不安定にならない程度で胸を張りつつ、股関節から身体を前に倒します。
不安定にならない程度に前に座り、片側の下肢を伸ばしながら前に出します。

③太ももの後ろ（ハムストリングス）が気持ちよい範囲で伸張されたら身体を起こします。この時、前足の膝は曲がってかまいません。

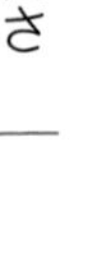

④伸張されたハムストリングスが戻る力を利用して、力まずに起き上がります。各ストレッチングは、痛みの出ない範囲で10〜15回程度行います。

私は普段、1と2、3〜5などを1セットにして、3セット程度行っています。無理のない範囲で行ってみてください。

※私のブログ「脳卒中患者だった理学療法士が伝える、本当の事」で詳しく紹介しています。

不安定さを支える医療デバイス

日々の臨床では全介助レベルの四肢麻痺の患者さんや弛緩性麻痺＋プッシャー症候群の患者さんに対し、立位介助や歩行介助を行うことも多く、疲労の負債はふくらんでいくばかり。ストレッチングだけではとてもケアしきれない部分も確かにあります。

特に、運動失調に伴う下肢の不安定性と、錐体路障害（実際は錐体外路系も含まれる）による荷重時の内反尖足方向の筋緊張亢進は、歩行時の不安定性を増悪させるとともに、遊脚期での爪先の引っかかりを助長させてしまいます。そのため、日々の疲労をどう蓄積させせないかは私の課題でした。さまざまな講習会を受講し、よさそうな医療デバイスは片っ端から試していきました。この項では、私が出会った医療デバイスの中で、機能面とコスト面で最強の組み合わせをご紹介します。

※完全に主観に基づいた筆者調べなので、あしからず。
※紹介料はまったくいただいていませんのでご安心ください。

それは、「リアライン・ソックス（ソフトタイプ）[注1]＋BEMOLO®（ビモロ）シューズ[注2]」です！

中枢神経系専門の人には聞き慣れない商品名かもしれません。リアライン・ソックスは、広島国際大学教授の蒲田和芳先生が提唱するリアライン・コンセプトに基づいた靴下です。

これは、オリンピックへの帯同経験もある蒲田先生が1万回以上のテーピング処方の

経験をもとに開発したテーピングの機能を備えた高機能ソックスで、関節可動域の改善や、それに伴う筋活動の改善、関節の安定性の向上などの効果があります。事実、装着した状態で片脚立ちを行うと、普段はグラグラな私でも1分以上は保てるのです。対象者は、主に整形外科的疾患患者やスポーツ選手ですが、私の体験上、軽度の運動麻痺者であれば適応となる可能性が高いと思いました。なぜ限定するかというと、この靴下は安定性を得るために締め付けがけっこう強く、随意性が乏しい人では自身で脱着することが難しいと思われるからです。

BEMOLO®シューズは、初動負荷理論の提唱者である小山裕史先生が考案された、衝撃の力の方向性や大きさを変えることで関節や筋肉のアンバランスを解消し、それにより神経筋制御・機能を高めるための靴になります(22)。

対象は健康増進のための一般の人やアスリートのみならず、運動麻痺があり車椅子を利用している人まで多岐にわたります。近年では、メジャーリーガーのイチロー選手が使用していることでも話題となっていますので、ご存じの人もいるのではないでしょうか。実際に私はこの靴を履くことで、歩行時の前方推進力を自然と増してもらえる感覚があります。ひも靴なので、装具を着用している人は少し難しいと思いますが、先ほど

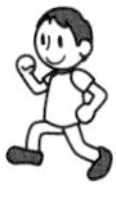

のリアライン・ソックスと同じように軽度の運動麻痺者であれば適応可能と思われます。靴ひもが片手で結びづらい人も、靴ひもを100円ショップ（たとえばSeriaなど）のゴムでできた「伸びる靴ひも」に変えれば履くことができると思われます。この二つのデバイスは親和性に優れ、今や私の臨床にはなくてはならないものとなりました。

脳卒中に限らず、患者さんはセラピストの手技に依存しすぎてしまう傾向があると思います。それではいつまでたっても依存的な関係から抜け出すことはできません。そうではなく、入院中から患者さん自身が少しでも日常的な疲労をためないように自分でケアしていくという習慣と、意識づくりが必要だと思っています。

注1：ReaLine® Socks Soft（株式会社GLAB）

注2：BEMOLO®（株式会社ワールドウィングエンタープライズ）

まとめ

- 震えを減らすには、結局リラックスが一番
- 止まらぬ震えは身体で固定
- 運動学習には良い面と悪い面がある
- 動揺＝転倒リスクではない
- ○○と○○で、運動失調と運動学習を体感

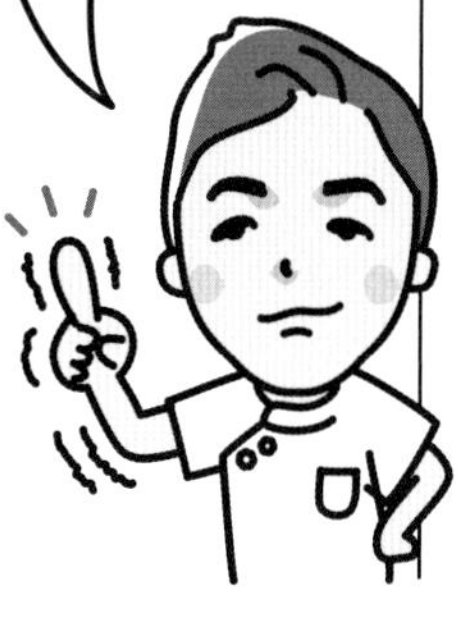

chapter 4 高次脳機能障害の本当

あなたは、言おうとしていることはわかっているのに言葉にするとまったく違う音が出てしまったり、相手の平易な言葉の意味が理解できなかったり、何か動作を行う時に手順がわからなくなり、目的を遂行できなかったことはありますか？

高次脳機能障害といわれるこれらの症状は、ひと目みただけではわからない障がいの性質上、軽視されがちな障がいともいえます。しかし、現実にはそれが原因で人間関係にトラブルを抱えたり、復職の阻害因子になったりと脳卒中経験者の生活を考えるうえでとても重要な障がいなのです。

私は、現在でこそ回復しましたが、入院中は視床性失語・構成失行などの高次脳機能障害を患いました。言いたいことが言えないもどかしさや、書こうとしたものが書けないもどかしさは今でも忘れられません。本項では、そんな高次脳機能障害についてお話

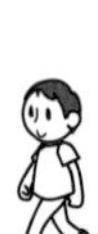

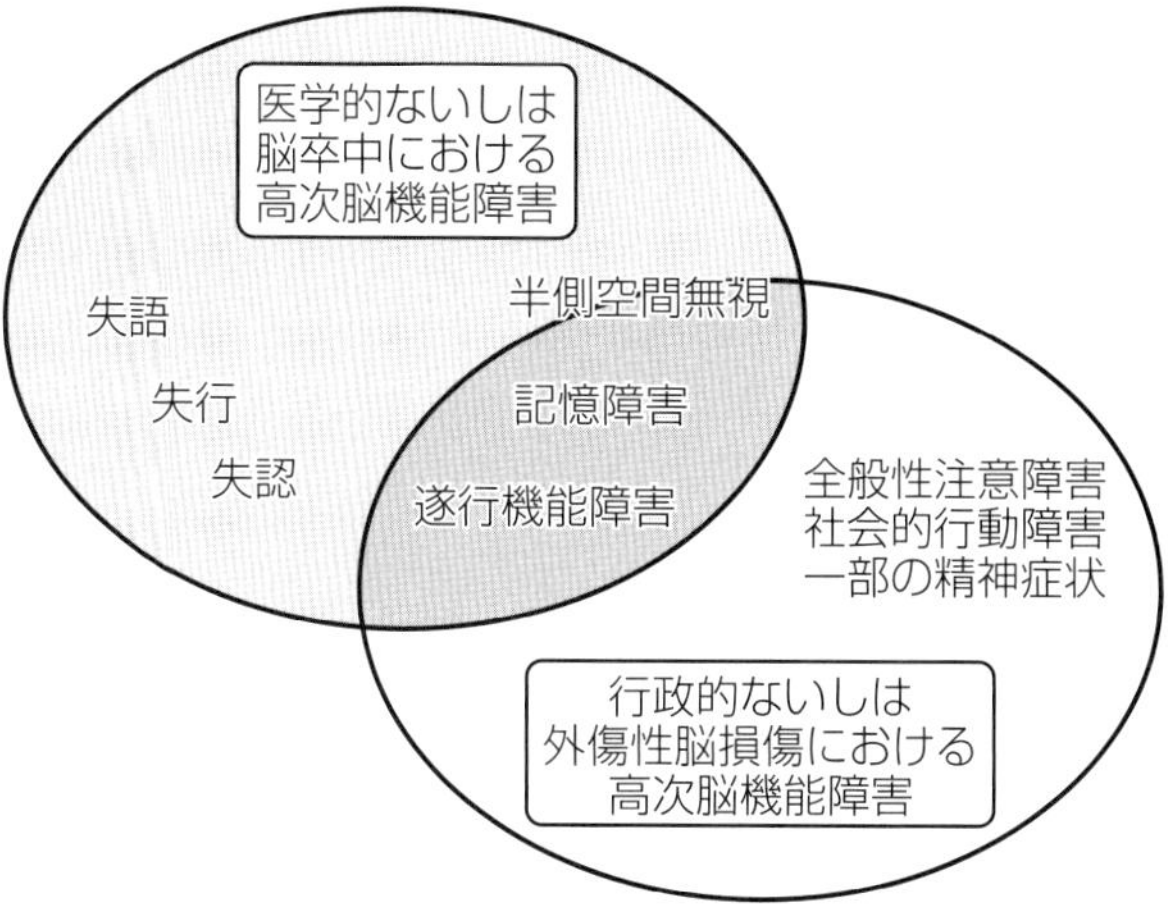

図 29　医学的な高次脳機能障害と行政的な高次脳機能障害
（文献 49）より引用）

させていただきます。

高次脳機能障害とは

高次脳機能とは、言語、行為、認知、記憶、注意、判断などの働きのことを指し、高次脳機能障害とは、失語、失行、失認、健忘、注意障害、判断障害のことを指しています[48]。

わが国で用いられている高次脳機能障害の定義には、医学的な定義と行政的な定義があり、前述の分類は医学的な定義とされています（**図29**）。行政的な定義が分類された背景には、失語症以外の高次脳機能障害者が身体障害者手帳の対象でないために福祉サービスを受けられないという問題があり、その解説は本書の主旨とずれるため、詳細は専門書をお読みください。医学的な分類は、脳卒中における高次脳機能障害に近しいことから、本書で取り上げる高次脳機能障害は、主に医学的な定義に基づいているとお考えください。

「失行」とは

失行とは、学習された意図的行為を遂行する能力の障がいと定義されます(49)。しかし、その症状は固定化されておらず、同じ行為でもできる時とできない時があり、誤り方が一致しないことが特徴といわれています。

ひと口に失行症といっても、観念性失行、観念性運動失行、肢節運動失行、構成失行(障害)、着衣失行(障害)というように、実にさまざまな分類がされています。近年では、単一の道具とその対象物を用いる動作は上肢の失行検査の一環として捉えられ、その障がいを観念性失行と呼ぶことはほとんどなくなったとされていますが、まだまだ臨床の現場で耳にすることが多いため、本書ではあえて古典的な呼び名を使用していま

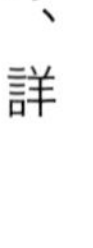

す(49)。

また、失行の除外基準として、次のような行為の障がいが直接の原因でないことが挙げられます。

1. 麻痺・失調・不随意運動
2. 失語による理解障害
3. 視覚性失認、触覚性失認、重度の半側空間無視
4. 重度の認知症、全般的注意障害
5. 感覚・視覚的フィードバックの障がい

しかしながら、実際には高次脳機能障害のみを呈する脳卒中経験者は少なく、これらの障がいと重複していることが多いため、正確な評価は専門の医師やセラピストが行うことが一般的です。

「失語」とは

失語とは、脳損傷によって起こる言語機能の喪失・障がいを指します。その種類はさま

ざまで、全失語、ブローカー失語、ウェルニッケ失語、健忘失語、超皮質性失語、視床性失語、伝導性失語など、言語の表出ならびに受容に関わる障がいの程度や障害部位により分類されています。かなり細かく分けられていますが、発話・理解・呼称・復唱の四つに大別し、評価を進めるとミスが少ないといわれています(49)。

評価をするうえで注意しなければいけないことは、失語症の人はコミュニケーションをとったり、字を読み書きすることが非常に疲れるということ。私自身、たとえ机上の高次脳機能検査であっても、終わった後にはどっと疲れが出たことを覚えています。特に急性期では身体的耐久性の低下や注意の持続力が乏しく、たとえ回復期であっても健常であるとは言い難いのです。

経験の浅いセラピストにありがちなのが、症例報告や先輩からの指摘に備えて少しでも早く、そして多くの評価を行おうとするあまり患者さんの疲労や心の動きを考慮せず、検査項目に患者さんを当てはめてしまうことではないでしょうか。患者さんの能力を正しく評価することはもちろん重要ですが、それを優先するあまり相手のキャパシティを超えてしまっては本末転倒です。患者さんの疲労のサインを見逃さないことを心がけたいものですね(146頁)。

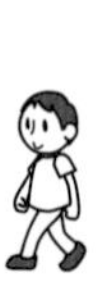

表 6　さまざまな種類の失行と失語

失行症	観念性運動失行	物品を使用しない意図的な動作（パントマイムなど）の障害
	観念性失行	物品を使用する系列的な動作の障害
	肢節運動失行	すでに獲得している習熟した行為の遂行が粗雑になる
	構成失行	絵や図を描くなど、空間を構成する行為の障害（積み木など）
	着衣失行	身体と着なれた衣服の空間的関係を適切に把握できない
失語症	全失語	発話、理解、復唱×
	Broca 失語	発話×、理解△、復唱×、運動性失語の代表
	Wernicke 失語	発話△、理解×、復唱×、感覚性失語の代表
	健忘性失語	発話△、理解○、復唱○
	超皮質性運動失語	発話×、理解△、復唱○
	超皮質性感覚失語	発話△、理解×、復唱○
	視床性（線条体性）失語	発話△、理解×、復唱○
	健忘性失語	発話△、理解○、復唱○
	伝導性失語	発話△〜○、理解○、復唱×

失行と失語は似ている？

何かの特徴を捉えようとする時、それを分類して名称をつけることは、非常に役に立ちます。失行・失語ともに**表6**のとおり非常に細かく分類されています。

しかし、私は物事をあまりに細分化をし過ぎると、あたかもまったく別物であ

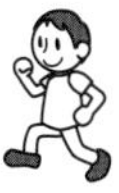

るように捉えてしまうという弊害が生まれる危険があると考えています。

いったいどういうことでしょうか？

実は、視床性失語、構成失行を体験した私の主観からすると、それらの症状を呈している時の「心のもどかしさ」はとても似ているのです。

あなたも、失語症や失行症を患われた人と話をする時に、こちらの問いかけに対し、急に反応が乏しくなりぼーっとされた経験はありませんか？　目線は合っているけれど、みていないというか、何か別のことを考えているような感じというか……。

そんな時、患者さんの頭の中で何が起こっているのでしょう？

たとえばあなたも、さっきまでしようと思っていたことをど忘れしてしまったことはありませんか？「さっきまで、何かいおうとしてたんだけど、何だっけ……」ということは？

私は最近、出勤するため家を出る時に鍵がないと思い、「遅刻する！」と慌ててドタバタ探した後に手に持っていたことがあります。また、妻が作ってくれた餃子が非常においしかった時に、「おいしい！」というつもりが「あったかい！」と、いってしまったことがあります。まさかの温度の評価。

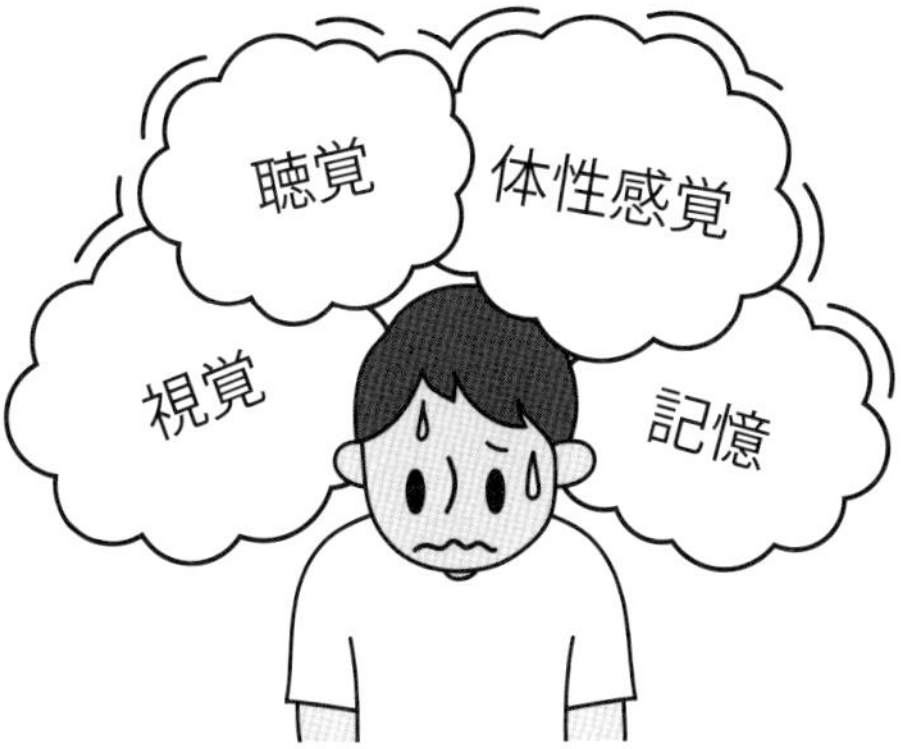

さすがにぞっとして、当院の神経内科医に画像をみていただいたところ、何もことが起こっていなくて安心しましたが、逆に「なぜだ」と不安になりました。

話がそれましたが、そんな時の『もやっと感』に、失語・失行の感覚が似ています。私のイメージでは、脳内で**視覚・聴覚・体性感覚情報がまとまらない**感覚です。頭の中で、それぞれの情報が散らばってしまい、まとまらないのです。

そんな時に、たとえば言葉で一生懸命説明しようとすることは、患者さんの認知的な負荷をいっそう高めてしまうだけ。その前に、患者さんの表情や行為を読み取りながら、少し待ってあげるという配慮が必要だと思っています。それでも、患者さんが困惑しているのであれば、その人が理解しやすいモダリティ（視覚なのか、聴覚なのか、体性感覚なのか）を使って説明してあげることが大切ではないでしょうか。

症候学的に分類を進め、病態を捉えることはもちろん重要だと思います。しかし、あくまで名称は人がつけたもの。たとえば、緑茶と紅茶、ウーロン茶は、すべて元々は同じツバキ科の樹からなる同一の茶葉です。乾燥や発酵の段階でまったく風味も味も異なるわけですが、そもそも同じ茶葉ということを知らないとまったくの別物に感じてしまいます。

あくまでも名称は病態を捉えるためのもの。その本質を理解しておかないと、個別性を重視するあまり、真の病態や患者さんの主観を捉えきれないパラドクスに陥りかねないのです。

失語症を体感しよう

さて、ここでは私が体験した失語症の主観を体感していただこうと思っています。

私があなたに伝えたいことを次頁に記してあります。まずはそれが何なのか、私の気持ちを読み取ってみてください。

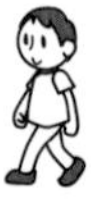

「ちすみうじがえたぎるいぬたかみ、くぢちうむやあんくそゃすなすちを、ひぶちなか」

どうですか？　わたしの思いが伝わりましたか？

え？　わからない？

そんな……。

ぜひもう1回読んで、私の気持ちを読み取ってください！

え？　読むのがめんどくさい？

ま、まあそういわず、ある法則に従って書いてありますから、せめて5回はチャレンジしてみてください。

できるだけ真剣に、これがわからなかったら給料が半分カットにされるくらいの気持ちでお願いします。

どうでしょう？　なかなかわからないですかね。逆にこの時点でおわかりいただいた人は、私と思考回路が似すぎていて驚きます。ぜひお知り合いになりましょう。

では、次に同じことをお伝えしているのですが、難易度を下げた一文を載せてありま

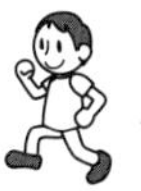

す。今度はかなりわかりやすいと思いますので、チャレンジしてみてください。

「たしまいざごうとがりあにとこま、きだたいみよおをきせょしのしたわ、はびたのこ」

……どうでしたか？

今度はおわかりいただけた人も多いのではないでしょうか？

……え？　まだわからない？

そんな……。

私の熱い気持ちが込められているのに……。

逆さまです、逆さま、逆から読んでみてください。

すると、「このたびは、わたしのしょせきをおよみいただき、まことにありがとうございました」となりますよね？

私の気持ちが伝わりましたか？

最初の一文は、この文を逆さまにし、さらに五十音でひとつ下にズラしてありました（母音が「お」の場合、「あ」に戻る）。

「たしまいざごうとがりあにとこま、きだたいみよおをきせょしのしたわ、はびたのこ」

「ちすみうじがえたぎるいぬたかみ、くぢちうむやあんくそゃすなすちを、ひぶちなか」

←

いかがでしたか？　特に1回目にお読みいただいた時は、なかなかわからずにモヤモヤしたと思います。このモヤモヤ感が私の経験した失語症のモヤモヤ感と似ているのです。ちなみに、私の講習会では、二人一組になって行っていただいています。最も盛り上がるワークショップのひとつなのですが、残念ながら一人ではできません。

もし職場の同僚やご家族・ご友人でご協力いただける人がいたら、どなたかと行ってみてください。では何をやるか？

先ほどの課題と少し似ていますが、次の文章を、相手には見せずに逆から読み、何といったのかを当ててもらってください。その際、最初は逆さまから読んでいることを伝えず行ってみましょう。何回か読んでも伝わらない場合は、まず逆さまから読んでいることだけ伝えます。もしそれでも相手がわからなければ、さらにヒントを与えてあげましょう（たとえば、「果物だよ」など）。

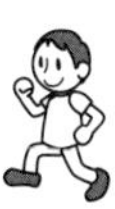

「いちごとすいか」

このような短い言葉でも、ヒントなしで5分ほどで答えられる人は大体半数くらいです。もし相手がすぐにわかったら、何か適当な文を逆さまから読み、それを当ててもらってください。

相手が答え終わったら、今度はあなたが聞き役の番です。すでにどのような法則で問題が出されるかわかっているわけですから、少し長い文のほうがよいでしょう(例：きょうはよくねむれなかった、など)。

さて、二人一組で行うワークショップには、ひとつの利点があります。先ほど、一人で行ったワークショップでは、ざっくりと失語症のモヤモヤ感を体感していただいただけでしたが、二人一組の場合は、伝えようとしている人は運動性失語の主観を疑似体験し、聴いている人は感覚性失語の主観を疑似体験することができるのです。もちろん、実際は運動性であっても入力系に問題があることも多かったり、その逆も然りなので、まったくそのとおりではありませんが、患者さんの心の葛藤を少しでも体感していただけたら幸いです。

ヒトが進化をしていく過程で、言語機能の発達は重要な役割を果たしています。ほかの動物と圧倒的に違うこのコミュニケーション能力ですが、臨床においては両刃の剣で

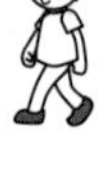

あると感じています。

先のワークショップを体感されたあなたにはおわかりいただけると思いますが、逆さ言葉の問題をどう頑張っても解けない時に、わからない言葉で何度も何度も説明されたらどうでしょう？　しかも、相手の口調は心なしか強くなり、苛立ちが垣間みえたとすると、どうでしょう？

「だからわからないっていってるだろ！」

このように、爆発してしまっても無理はないですよね。特に、脳に障がいを負ってしまい脳機能的にも精神的にも余裕がない人はなおのことです。相手の言語的な刺激に対する理解度や容量を適切に評価し、声がけひとつにしても、難易度を調節する心がけが必要だと思います。

嫌なことを忘れない理由

あなたは、認知症の患者さんを担当したことはありますか？

医療・介護関係者であれば、おそらく誰でも経験があると思います。65歳以上の高齢

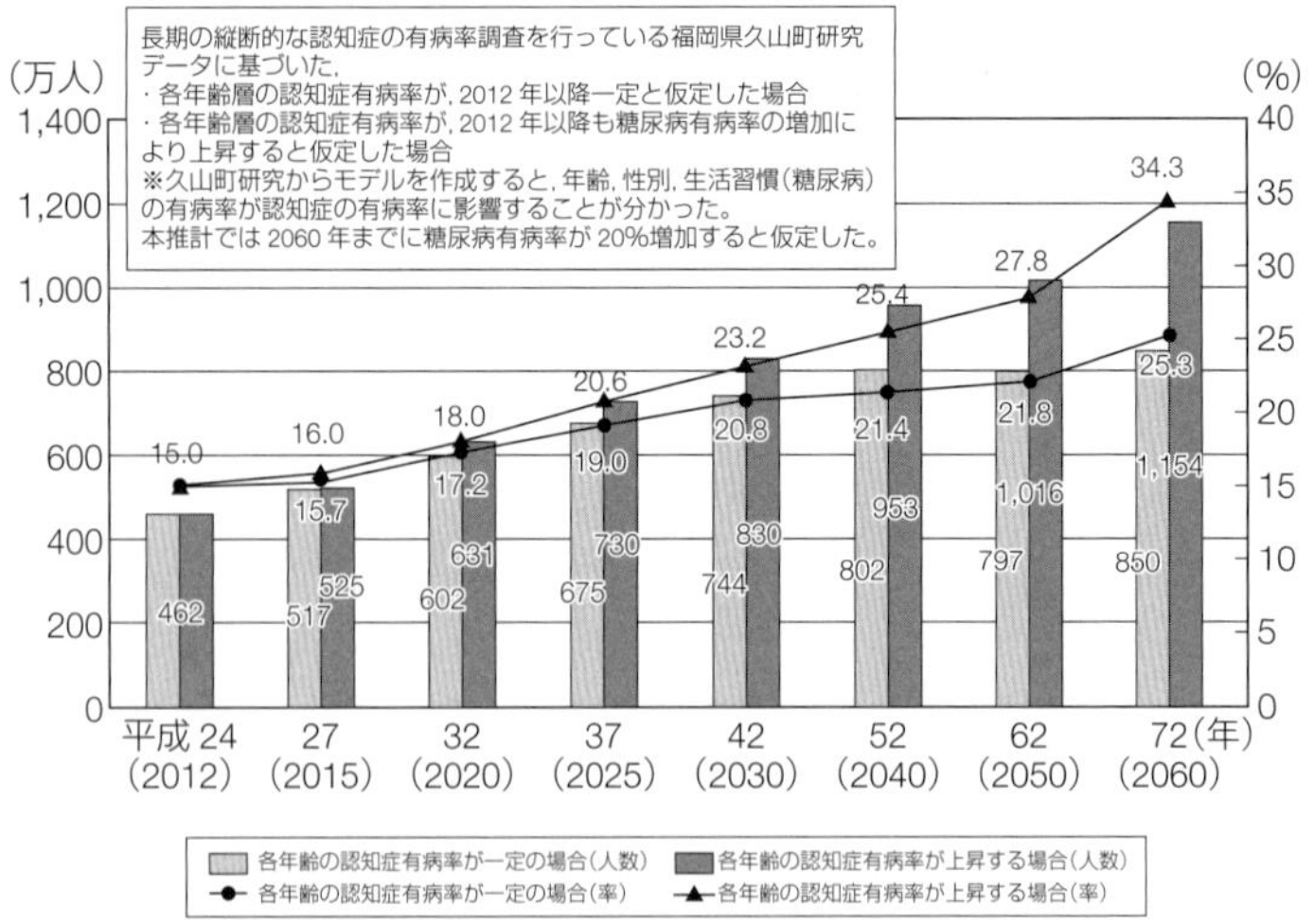

資料：「日本における認知症の高齢者人口の将来推計に関する研究」
（平成26年度厚生労働科学研究費補助金特別研究事業　九州大学二宮教授）より内閣府作成

図30　65歳以上の認知症患者数と有病率の将来推計（文献50）より引用）

者の認知症患者数と有病率の将来推計についてみると、平成24（2012）年は認知症患者数が462万人と、65歳以上の高齢者の7人に1人（有病率15・0%）であったのに対し、37（2025）年には約700万人、5人に1人になると見込まれています[50]（**図30**）。

　もはや国民病だといっても過言ではない認知症。あなたは、認知症患者さんと関わった時に、「この人は重度の認知症なのに、なぜ以前あった嫌なことは忘れないのだろう？」と思うことはありませんか？

　たとえば、つい数分前に起こったことや、ともすればご家族のことまで忘れてしまうような重度の認知症の人でも、一度嫌なことをされたセラピストには徹底的に拒否を示したり、不穏が強まったりすることがあると思います。

それはなぜか？

人間の脳は、起源的に古い脳（大脳辺縁系）と新しい脳（大脳新皮質）に分けられます。古い脳は、爬虫類脳ともいわれ、たとえばワニなどは脳に対する辺縁系の割合がとても多く、また新皮質の割合はとても少ないのです。

それに対し、われわれ人類の脳では、辺縁系の上に新皮質が覆いかぶさるような構造をなし、ほかの動物と比べて知性や社会性を司る前頭前野が非常に大きいのが特徴的です。辺縁系の中の扁桃体は、「好き」「嫌い」という原感情を感じ、それに価値観を与える場所でもあります。ちなみに、その形状はアーモンド（扁桃）に似ており、名称はそこからきているといわれています。

つまり、人のことを思いやったり、場の空気を読んだりする機能をもつ前頭前野と、自己の原始的な感情を司る扁桃体は、ある意味でトレードオフの関係にあるわけです。

つまり、認知症や前頭葉機能障害によって、前頭前野になんらかの機能低下が起こると、扁桃体による感情の符号化がダイレクトに表出されている可能性があるというわけです。

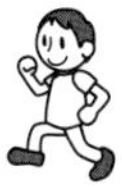

一般的に、嫌なことがあっても場の空気を読んだり相手のことを思いやったりすることで、その場をやり過ごすということは、よくあることだと思います。しかし、患者さんはそういったことが難しくなっている可能性があります。

また、辺縁系の一部に、海馬という場所があります。ここは、比較的新しい記憶を作成するといわれ、アルツハイマー型認知症の患者さんでは、真っ先に損傷される箇所であるといわれています。ではなぜ新しい記憶を生成する海馬が損傷されているのに、アルツハイマー型認知症の人でも、新たに起こった嫌悪記憶は残存してしまうのでしょうか？　実は近年、情動に関わる出来事の記憶形成にも扁桃体が関わっていることが明らかにされました(51)。また、記憶の回路として知られるPapez回路と、情動の回路として知られるYakovlev回路の構成体の多くは、神経結合が重なり合っているといわれます（**図31**）。

したがって、構造的にも記憶・学習と情動の回路とはきわめて密接な関係にあり、情動や意欲は記憶形成に大きな影響を与えているといえます。つまり、たとえばアルツハイマー型認知症の患者さんであっても、新たな嫌悪記憶は残存するということです（記憶形成や情動は、単一の系で行われているわけではなく、実際はもっと複雑ですが）。

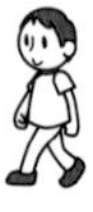

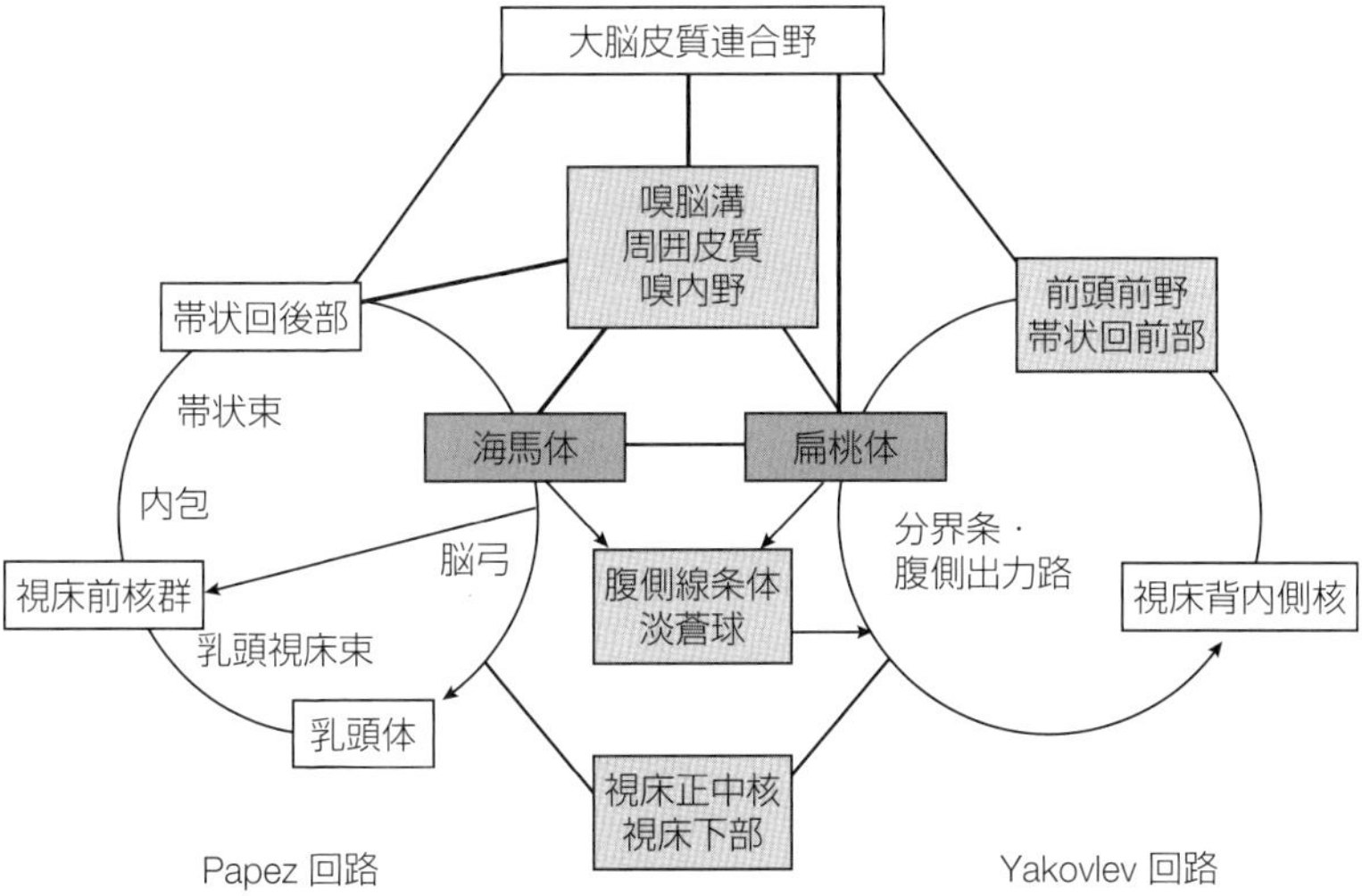

図 31　記憶回路と情動回路の関連性

（文献 52）より引用）

その人にとって、何が嫌悪刺激になっているか。たとえば、医療職者の声がけが認知的に過負荷であったり、声がけする距離感や方向が誤っていたり、車椅子のシーティングが合っていなかったり、同室者の物音で不眠傾向にあったり……。患者さんが不穏になった時、「また始まったよ。認知症だからしょうがないな」と何も考えずに片づけるのではなく、その背景には何があるのか。認知的にも、身体的にも過負荷にはなっていないかを見極めることが大切だと思います。

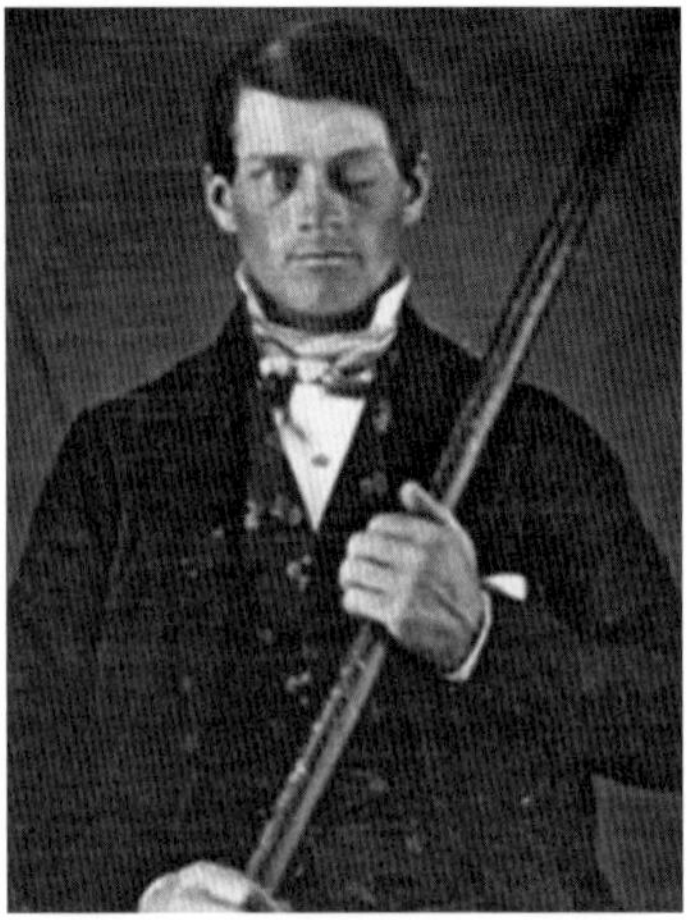

図32　Phineas Gage（文献53）より引用）
photograph from the collection of jack and Beverly Wilgus.

頭に鉄棒が刺さった男

あなたは、フィネアス・ゲージ（Phineas Gage）という男性をご存じでしょうか（**図32**）。

工事現場の監督であった彼は、性格的にも仕事の能力的にも優れており、部下からの信頼も厚く、最も監督にふさわしい人物と評されるほどだったそうです。

しかし、1848年9月13日。彼に悲劇が訪れます。業務中の爆発事故により、長さ1m、重さ6kgの鉄棒が左目の下から突き刺さり、左前頭部を貫通し頭部より突き抜けたのです。奇跡的にも、一命を取り留めた彼は、事故から約1カ月という短期間で町の中を歩けるまでに回復しました。

ほどなくして、職場復帰を果たした彼でしたが、そこに皆からの信頼を集めた以前の姿はありませんでした。落ち着きはなくなり、不真面目で、時にすごく粗野であったり、社会性に欠けていました。彼のあまりの変わりように、彼の友人や知り合いは、「彼はもはやゲージではない」といったそうです。彼はその後12年間生存し、38歳という若さで生涯を終えました(51)。彼の死後、研究者が鉄棒の貫通経路の復元を行い、両側の前頭葉を著しく傷つけていたことを明らかにしました（**図33**）。

このことからも、人を人たらしめるものとして前頭前野の存在が重要であることがうかがえますね。

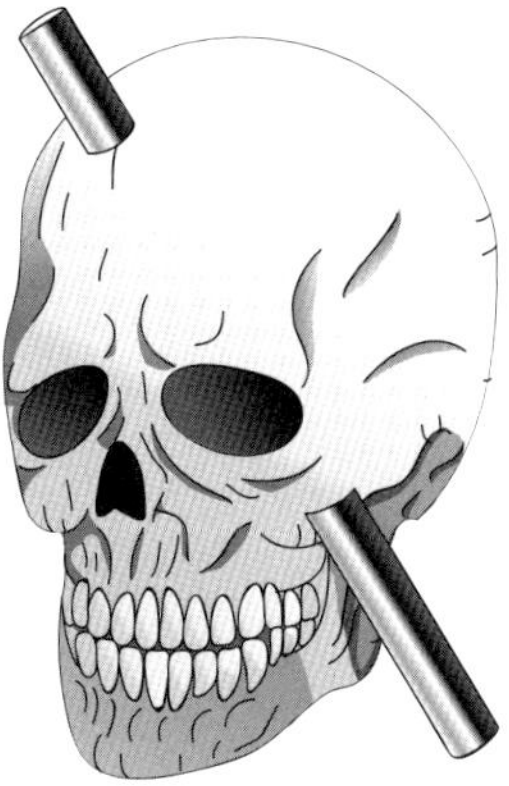

図33　前頭前野を貫いた鉄棒

まとめ

- ドッと疲れる高次脳機能検査
- 似ている失語・失行のモヤっと感
- ○○の工夫で失語を体験
- 嫌悪記憶が心に残る理由—扁桃体と海馬の密接な関係

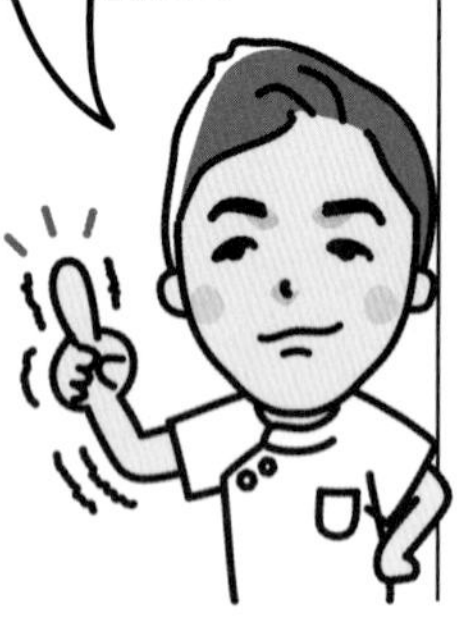

chapter 5

患者の心の中の本当

本項では、入院当時や退院後の心の葛藤についてお伝えいたします。脳卒中を患うと、今まで自分が住んでいた世界と、これから住むことを余儀なくされた世界が、まったくといってよいほどに違ってみえます。

Ｐａｒｔ１を先にお読みいただき、脳卒中経験者の主観的な葛藤を感じていただいた後で、お読みいただくことをお勧めします。

いつもやさしいあの人と氷山

特に急性期・回復期リハ病院にお勤めの人にお尋ねします。

あなたの周りに、いつもニコニコし、スタッフに気づかいの言葉までかけてくれる、やさしい患者さんはいませんか？　おそらく一人は思い浮かぶことと思います。そして、次のような経験はありませんか？

すぐ対応してくれないとすぐに怒り出すAさんとやさしいBさんが同時にナースコールを押したら、Aさんのほうから対応してしまったり、気難しいご家族がみている中でAさんのリハを行い、やさしいBさんの時間が押してしまったり……。

業務を行ううえでそんな場面はありませんか？　私もあなたと同じように臨床を行っているので、そうなってしまいがちになることもわかります。ただ、絶対に理解しておかなければいけないことは、いつもニコニコしているあの人がみせている表情はその人のほんの一部分にすぎないということ。

氷山というのは、水面に出ている部分はほんの一部で、水面下には約11倍もの体積が隠れているといわれています（**図34**）。それと一緒で、いつもやさしいあの人も、目に見えない水面下では、いろいろな想いが渦巻いています。

「なんでこんなことに……」

「どうして私が……」

「家族に迷惑じゃ……」

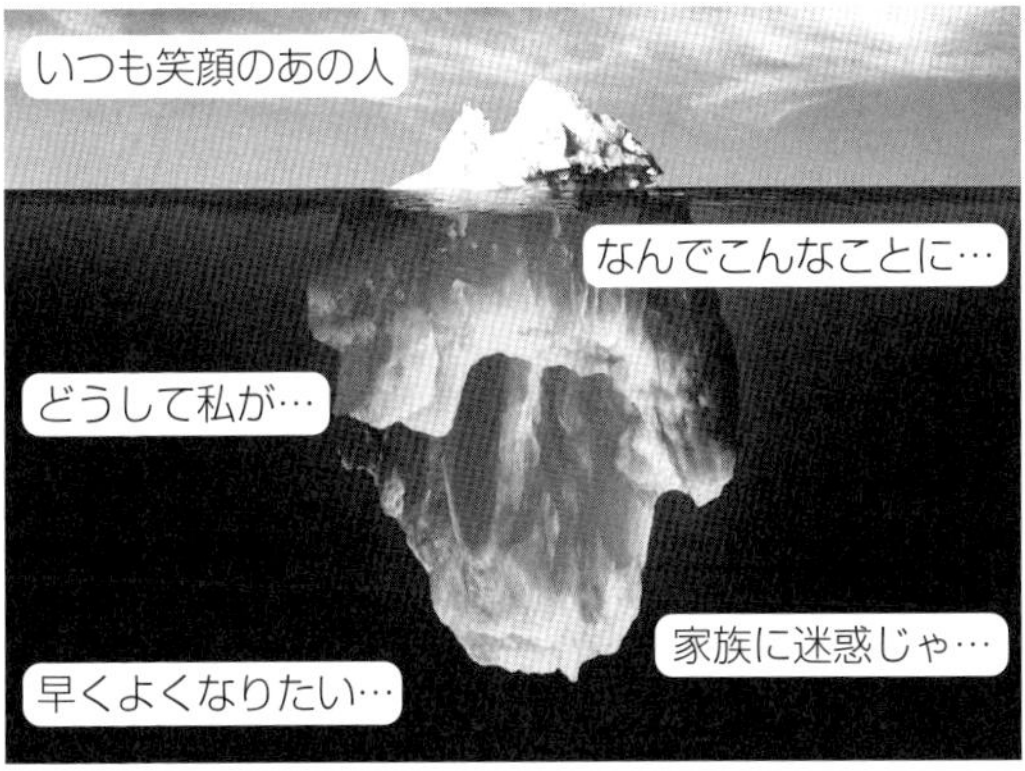
いつも笑顔のあの人
なんでこんなことに…
どうして私が…
家族に迷惑じゃ…
早くよくなりたい…

図 34　笑顔の裏側には、さまざまな想いが

「早くよくなりたい……」

どうか、さまざまな想いを抱えたうえでの笑顔だということを、理解しておいてください。

障害受容とは

障害受容という言葉があります。

上田(54)によると、「障害の受容とはあきらめでも居直りでもなく、障害に対する価値観（感）の転換であり、障害をもつことが自己の全体としての人間的価値を低下させるものではないことの認識と体得を通じて、恥の意識や劣等感を克服し、積極的な生活態度に転ずること」と定義されており、障がいを負った人が、障がいをもった自分に引け目を負わず、ありのままを受け入れることであるともいえます。

よく、発症からある程度期間が経った脳卒中経験者が身体機能に対する執着を示した時（たとえば、「元どおりに歩けるようになりたい」とか、「手が使えるようになりたい」という願望）に、「あの人は障害受容ができていない」と評されることがあります。その言葉の裏側には、あたかもそれがいけないことだといわんばかりの雰囲気を感じます。前述した障害受容の定義を踏まえるとそもそも使い方が違いますし、まず考えてもみてください。

あなたの動ける身体が、ある日突然動けなくなった時、そんなに簡単に「受容」できますか？　昨日まで走ることができて家族と談笑し友人と食事に行っていた、そのすべてがある日突然できなくなったら、それをたかだか何カ月かで、すんなり受け入れられますか？

私は、障害受容は「咀嚼と反すうの結果」だと思っています。とても噛み切れぬ思いをなんとか咀嚼し、無理やり飲み込む。1回で消化しきれないから、何度も吐き出す。そんなことを繰り返し、なんとか折り合いをつけていくことで、ようやく輪郭がみえてくるもの。それが、「障害受容」だと思うのです。決して他人から促され、「そうですね。

障害受容を目指します！」なんてものではないのです。

たとえば私でいうと、脳卒中になってもボクサーの夢を諦めていなかったことからもわかるとおり、私の望みは完全回復。セラピストにどういわれようと、自身の身体の回復が実感できないことはやりたくありませんでした。

また、いくら医師に復職の重要性を諭されようが、ボクシングをできるようになるという優先度は揺らぎませんでした。

当時の私は、周囲からみたら「障害受容ができていない」と評されるでしょう。実際、私の外来担当のリハ医は諦めにも似た表情をしていましたし。

それでも、自信をもっていえます。あの時、ボクシングにこだわっていなかったら、今の自分はないと。あがいてあがいて競技復帰を成し遂げたからこそ、今の自分があると。

その人の障害受容は咀嚼と反すうの結果。言い換えると挑戦と挫折を繰り返し、その経験を積んでいく過程で得られる副産物なのです。私でいうと、約3年かかりました。そのためには、さまざまな体験を積み重ねていくこと以外に道はないのです。いろいろな世界をみて体験することで、妄執にも似た病前の状態への完全回復の気持ちが徐々に中和されていきます。

もっというと、私は発症前の自分の人生より現在の自分の人生のほうが好きです。発症してから出会った大切な妻や仲間、ご縁の数々、忸怩たる思いを乗り越えてきた経験などは、今の私を支えてくれる素晴らしい財産であると思っています。しかし一方で、不自由な右半身を忘れたことは一日もありません。今でも麻痺が治り、震えが止まったらいいのにと心から思います。そういう点では、私はまだ障がいを受容できていないのかもしれません。

しかし、発症してからの出会いや経験をすべて失うとしたら、私は障がいが残ることを選びます。

人生において、**自分の身体より大切なものを得られたこと。このことは、障がいを受容することよりも、よっぽど素晴らしいことである**と思っています。

患者の気持ちとオススメの書籍

本書の目的のひとつとして、「脳卒中経験者の主観を体感し、明日への生活に活かす」

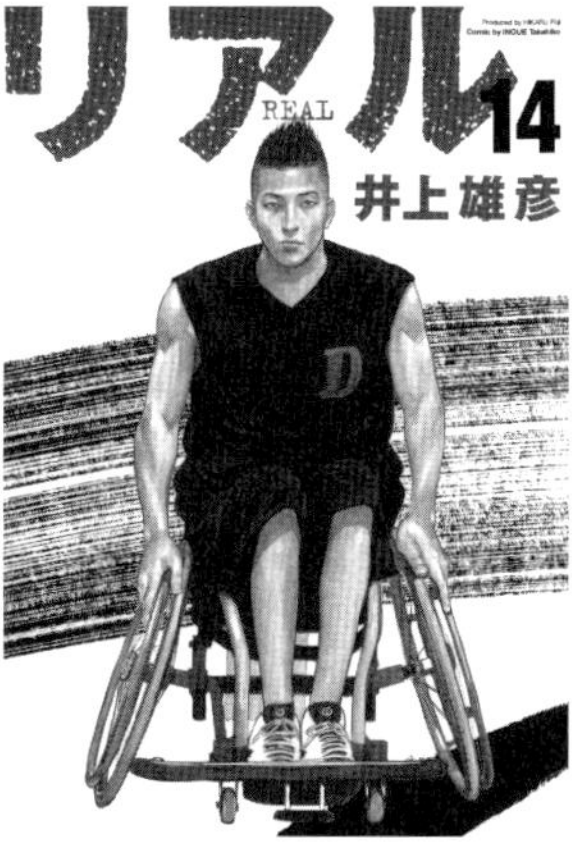

図35 『リアル』（14巻） © I. T. Planning, Inc.

ことが挙げられます。ここまで、運動麻痺、感覚障害、運動失調、高次脳機能障害……。さまざまな障がいを疑似体験していただくことで、脳卒中経験者の主観を垣間みていただきました。しかし、心の中だけは脳卒中経験者個々人によって違いますし、なかなか体感していただくことが難しいものです。

そこで、入院中に私が読んだ中で、一番患者の心の葛藤を表していると感銘を受けた書籍を紹介させていただきます。

脳卒中患者だった理学療法士がお勧めする、患者の「心の中の本当」を表している書籍……、それは……。

『リアル』（井上雄彦著）（図35）です！

「漫画かい！」というあなたの声が聞こえてきそ

「リアル」について

お母さんに頼んで車イスのバスケの漫画「リアル」を買ってきて
貰った。部長との話がきっかけでどういう風に描いているのだろう
と興味をもったわけだが、作者は井上雄彦。
伊達に超売れっ子ではない。
まず驚いたのが「リアル」だという事。まさに題名どおり。
4巻での清春がカマに思いをぶちまけるシーンなんかは、
"コイツ本当は障害者なんじゃねーか"って言う位だ。
心情だけではない。登場するPT（あの完全な脇役の方ね。主要なキャラは
キャラが濃すぎるから）の顔や雰囲気まで似てるのだ。
あと"加害者"を主人公の1人にしたのも新しい。僕らは"加害者＝悪＝人の
心を持たないヒドイ奴"と思いがちだが、そうでないケースの方が多いのだから。
僕らは自分達のイメージの範ちゅうでしか物事を判断しようとしない。
障害者の人を見ると「あぁ可哀想。何か辛い事があって、そういう体になって、
でもそれを乗り越えて一生懸命に生きているんだな」とか、勝手に判断して
同情する。でもそうでは無いのだ。のんべんだらりと生きている障害者だっているだろう。
加害者＝絶対悪ではない様に、障害者＝可哀想、一生懸命ではないのだ。
その感情の一方通行をしていない点でも、やはり井上雄彦は凄い。
今んところ僕が一番好きなのが4巻だ。その4巻の最後に清春が虎の前で
泣きまくるシーンがある。正直、うらやましかった。
寝て起きた後など、ふと思うことがある。"僕も泣きたいんだな"と。

清春は虎と出会うのに7年を要した。僕にはそういう人物は現れるのだろうか？

日記2 「リアル」について

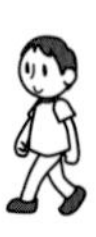

うですが、いやいや侮るなかれ。ある日突然にして脊髄損傷となり夢破れた主人公が、新たな目標を得るまでの心の葛藤を、見事に描き切っているこの漫画。入院中の私が著者である井上雄彦さんは「本当は障がい者なんじゃないか」と思うくらいリアルな描写で描かれています（**日記2**）。

どん底と支えてくれたもの

23歳の若さで、人生のどん底を経験したあの時。Ｐａｒｔ１にも書きましたが、最初から今のように前向きに考えることができていたかといえば、決してそうではありません。夜どおし泣いたことも、死にたいと思ったことさえもありました。そんな中、どうやって踏ん張ることができたか。どうやって前を向いて今を生きられるようになったか。

それには、次の三つの要素があります。

ひとつは家族。

障がいを負ってもなお病前と変わらない（いや、それ以上！）愛情を注いでくれた両親や、障がいがあることを知りながら、結婚を快く受け入れてくれた妻とそのご両親の存在がなかったら、元来ひねくれ者の私はきっと前を向けなかったでしょう。

ひとつは仲間。

高校、専門学校、職場、ボクシングジム、リハに通ったトレーニング施設、行きつけの飲食店……さまざまなところで出会った、実にさまざまな人々と過ごす時間は私にとって障がいを忘れさせてくれる大切なものです。

最後のひとつは夢。

何度も繰り返しになりますが、どん底のあの時、すがるように「もう一度ボクシングを……！」と思わなければ、生きる目標を失っていたかもしれません。また、ボクシングを諦めなければならなかったあの時（81頁）、「理学療法士になる！」という新たな目標がなければ腐っていたかもしれません。家族・仲間・夢。この三つは病前からのつながりも多いのです。脳卒中のみならず、あなたがもしつらい挫折を経験した時はこの三つが助けになってくれることでしょう。

病院と生活、ギャップに耐えるために

私は、part 1で書いたとおり、急性期病院しか経験していないため、退院してから入院生活とのギャップに驚かされました。駅の階段や人ごみ、エスカレーター、信号、自転車……入院中に経験していないことだらけで、非常に驚いたことをよく覚えています。

幸い、持ち前の何くそ根性でギャップを乗り越えることができましたが、そうでない脳卒中経験者はギャップを感じ過ぎるとどうなるのでしょうか？

坂上ら(55)は、48名の回復期リハ病棟を退院した患者さんを対象に（脳血管疾患32名、整形外科疾患12名、脊椎・脊髄関連疾患4名）、入院前の生活空間および外出に対する不安の有無について対面調査にて聴取しました。そして、退院後の生活空間と比較することで、回復期リハ病棟退院者における退院後の生活空間の変化と、外出への不安と屋外歩行自立度が与える影響を明らかにしました。

その結果、退院前に屋外歩行が自立できず外出に対する不安がある人は、生活空間が狭小化する傾向があることを報告しました。また、非自立群では、不安がある群でのみ

生活空間の有意な低下を認めました。このことからもわかるとおり、生活空間の狭小化の因子として、歩行自立度のような客観的指標も大切ですが、外出への不安という主観的側面も考慮しないといけないわけです。

とはいえ、どうしたって病院生活と実生活でギャップは出ます。たとえば、鍋島(56)らは、屋内と屋外の代表的な歩行舗装材の硬さを比べ、屋外歩行素材の硬さにばらつきが多いことを示していますし（屋内：55～91G、屋外：85～168G、G＝衝撃加速度：値が大きいと衝撃を吸収しづらい）、鬼塚ら(57)は、60Gより軟らかい舗装、80Gより硬い舗装になるほど筋活動量が増える傾向がみられたと報告しています。さらに、60Gより軟らかい舗装では舗装路面が不安定となり、身体のバランスをとろうとするため筋活動量が大きくなり、80Gより硬い舗装では、舗装路面から受ける衝撃を和らげようとするために筋活動量が大きくなると考察しています。

これを脳卒中経験者に置き換えてみると、屋内よりも路面の硬さが軟らかすぎても、硬すぎても要求される筋活動量が増えるため、屋外歩行は難しい課題になると考えられます。筋活動だけでもこうですから、摩擦や勾配、段差や障害物、他人や自転車・自動車など、脳卒中経験者にとってギャップを感じる場面はたくさんあるのです。

あまりにも大きいギャップは、いうまでもなく外出不安につながります。その結果、もっとやれることはたくさんあるのに、引きこもりになって、受動的になって……。

それを防ぐために、われわれは何をしたらよいのでしょうか？

私は、回復期リハ病院に勤めています。担当する患者さんの入院期間は実にさまざまですが、われわれ回復期リハ病院のセラピストはギャップを埋めるために時期によって明確に関わり方を変えています。

入院当初は、患者さんの心のケアや身体機能回復を目的に重点的に介入し、退院が近づくにつれて徐々にその割合を減らしていきます。

それはなぜか？　それは、退院間近になってもセラピストが過剰に関わってしまうことで、実生活とのギャップが出ないようにするためです。退院後の生活では、毎日のようにセラピストが治療を行うことはできません。退院直前までリハの時間いっぱいセラピストが治療を行う状況では、退院後にその患者さんがどうなっていくかの予測がつかないのです。

たとえば、家屋調査というものがあります。これは、ご自宅の様子を患者さんと同行して拝見し、実際に病前の動作を行っていただき、安全であるかどうかを確認する作業です。その際、安全面に問題があれば、それを改善するために自助具や改修が必要かどうかの判断も行います。その後、外泊練習を行い、退院後の生活を疑似体験してもらい、なるべくギャップを埋めたうえで退院していただきます。

その際に、特に経験年数が浅いセラピストが行ってしまうもったいないポイントがあります。それは、家屋調査はせっかく患者さんの自然な「もともと行っていた動作」をみるチャンスだというのに、「転倒させたらいけない」という思いが強すぎるためか、過介助になってしまうことです。家に入ってからも常に介助下で行動してもらったり、患者さんが座る場所まで指定したり……。さらには本人にはあまり動かないでいてもらって、家の間取りや段差の高さなどの計測、家族への聴取にばかり集中してしまう…。

これでは、何のために患者さんが家に帰ったかわかりません。ご自宅に帰ったら、極力介助は減らし、患者さんの自然な行動を観察する。そのうえで、危ない場面がみられたら、そこになんらかの環境設定が必要になる可能性が高いといえます。もちろん、転倒しないように注意することは基本ですし、そもそも日々のリハ時間の中で、患者さんがどういう場面で転びそうになるかは評価できているはずですから、過介助になる必要はないはずなのです。

ちょっとブレイク

家屋調査のちょっとしたポイント

家屋調査にセラピストや病院のケースワーカーだけで行くことはお勧めしません。大抵の高齢者は、退院後に医療保険から介護保険に移行します。病院の在院日数の関係上、今後その流れはさらに加速するでしょう。

ということは、退院後の患者さんのケアプランを設定するのは、担当するケアマネジャーさんです。入院中から、ケアマネジャーさんと密に連絡を取り合うことで、退院後の患者さんの生活がみえてきます。さらに、ケアマネジャーさんと事前に連絡を取り合うことで、家屋調査の際に福祉用具業者さんも来てくれることが可能となります。そうすると、手すりが必要と想定される場所に、建物の耐久性を踏まえたうえで手すりがつけられるかどうかの判断もその場ででき、どのくらいの費用が必要かも具体的にご家族に提案可能です。そのためなるべく、ケアマネジャーさんと福祉用具業者さんはお呼びすることをお勧めします。

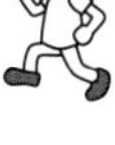

ギャップを乗り越えるための○○

このように、極力入院中と退院後のギャップが少なくなるようにする工夫が必要だと思います。

しかし、その作業がうまくいかず、ギャップを感じすぎた脳卒中経験者はどうなるか。退院後にあまりに大きなギャップに遭遇した脳卒中経験者は大きな不安に襲われます。

「やっぱりできないんだ……」

「もう自分にできることは何もない……」

大きすぎる不安を感じた心は、再び喪失感を感じることを拒否しようとします。なかば、無意識下で。**図36**は、入院中から退院後の脳卒中経験者の身体機能や感情の起伏を表した概念図になります。中央の点線が退院時だとすると、セラピストは黒い実線や点線の矢印の経過を想像されるかもしれません。しかし、実際はそんな画一的なものではないのです。

たとえば私は、aの矢印のように、退院後にあまりのギャップを感じ、一度低下しています。そして、再び上がりかけたところで、リハ医からの「回復限度」発言により、

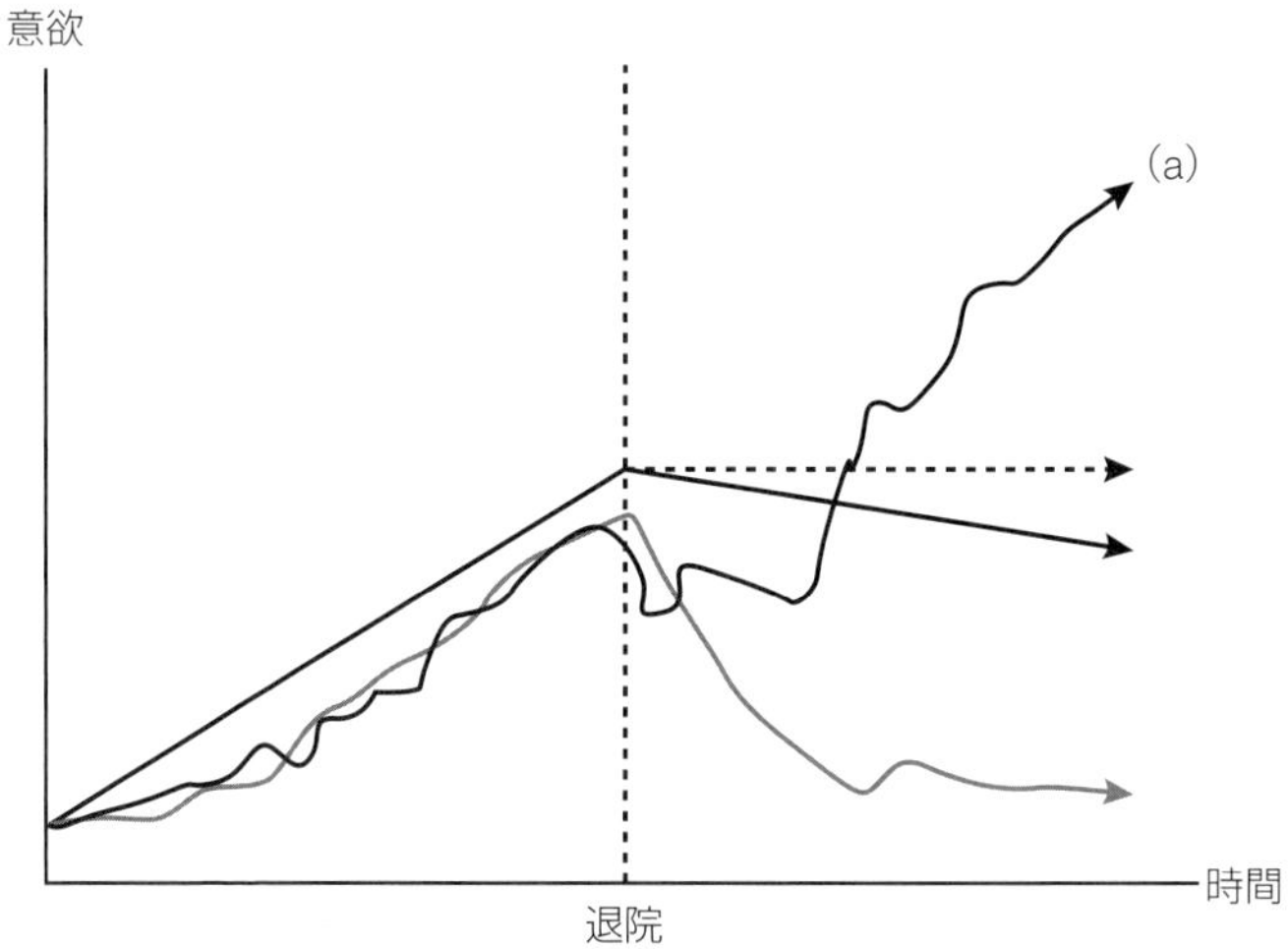

図 36　退院後の意欲の変化は、人それぞれ

再び低下しています。そして、その後に初動負荷トレーニング®や担当トレーナーと出会い、身体機能の回復やボクシングへのモチベーションが跳ね上がったのです。

しかし、私のように素晴らしい出会いがなかったり、明確な目標がなかったりして、ギャップに耐えきれなかったらどうなるのでしょうか？　おそらく、精神的にも実生活でも引きこもってしまい、もはやギャップに打ち勝つだけの力はなくなってしまうのではないでしょうか？

最後に、ギャップを乗り越えるために私が最も大事だと思っていることをお伝えします。

それは**希望**です。

臭いセリフでも何でもなく、心からそう思います。

私がここまで回復したのは（若さや障がい箇所の問題もありますが）、間違いなく『ボクシングをもう一度やる！』という、強い思いがあったから。そうした目線で、今まで関わらせていただいた脳卒中経験者の人々をみると、飛躍的に回復された人は『絶対にもう一度歩けるようになる！』『絶対に元の職場に戻る！』など、強い決意にも似た目標がありました。もともと強い思いがある人はもちろん、高齢で明確な目標をもつことが難しい人も、われわれがほんの些細と思えることがギャップに耐えうる希望に変わることもあります。

そこでひとつの大きな要素となるのが、同病者との関わりです。私もそうでしたが、脳卒中経験者は入院中にほかの脳卒中経験者と関わることがほとんどありません。そのため、自分が今後どうなっていくのかわからず、不安な気持ちが余計に膨らんでしまいます。そんな時、先輩の脳卒中経験者が身近にいたらどうでしょうか？

Ｐａｒｔ１でご紹介した長坂さんの例をみれば明らかなように、同じような苦しみを生き抜いた仲間の存在は確実に心の支えとなります（91頁）。

たとえばあなたも受験をする時に、過去問を解き、傾向と対策を立てて臨んだことがあると思います。未来がある程度予測できると、不安な気持ちが和らぐのです。また、健常者であるセラピストの声がけには素直に反応できない人も、同病者の声がけは素直に受け入れられることも多いのです。

あなたのお住まいの地域に、脳卒中の患者会があるかどうかを事前に調べておくことや、あなたのお勤めの施設で退院した患者さんを集めて交流会をしてもよいと思います。ちなみに、旭神経内科リハビリテーション病院では地域の患者会や障害福祉サービス事業所と連携し、勉強会や交流会を定期的に開催しています。冒頭の脳フェスのサイトでも能動的な脳卒中経験者の活動をご紹介していきます。

また、なかなかお住まいの地域に患者会などがなく、開催するのも難しいという人には、脳卒中者の生活情報サイト『2kaku-me』(読み仮名：ニカクメ、http://www.nikakume.com/) がお勧めです。こちらは、脳卒中当事者が生活のお役立ち情報の動画を投稿できるサイトで、2017年の4月にサイトが立ち上がったばかりなので、ぜひ身近にいらっしゃる脳卒中経験者にもお勧めしてみてください。

入院生活という暗闇の中で、自分の行く先がみえなくなることは多々あります。

その時に、希望の光があるのとないのでは雲泥の差。私は患者さんの希望の光を少しでもみつけられるよう心がけています。毎日が真剣勝負で疲れるぶん、光がみえた時は最高の気分になります。

ちょっとブレイク

大事な「はじめまして」

「もったいない」つながりでもうひとつ。

入院された患者さんと初めてお会いする新患評価でも、もったいないポイントが隠れています。新患評価とは、入院された患者さんがどのような人なのか、医師を筆頭とした担当の全医療・介護スタッフが身体機能的にも、社会認知的にも評価させていただく場です。入院当日なので、もちろんご家族はいらっしゃいますが、患者さんは不安でいっぱい。さらに、たくさんのスタッフが訪室するので、余計に緊張されていることが多いのです。

新人のセラピストをみていると、新患評価時にいきなり患者さんと対面し、セラピストも初対面で、さらにご家族の前だということで緊張してしまっていることが多いよう

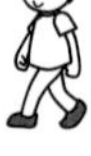

に感じます。

そんな中では、患者さんの本当の姿はみえてきませんし、信頼関係もギクシャクしてしまいます。大抵の病院では、入院してから新患評価があるまで少し時間が空いていると思います。そこでお勧めなのが、入院された患者さんがひと息ついた頃を見計らって、事前にご挨拶をしておくのです。そして、その時に患者さんとご家族とお話し、もともとどういう生活をされていたのか、今お困りのことは何か、いつ頃お見舞いに来られるか、ご自宅にお帰りになるには何が必要かをお聞きしておくのです。もちろん、患者さんが医学的にも体力的にも問題がないようであれば、基本動作もざっとみさせてもらいます。そうすることで、患者さんのキャラクターや動作能力も把握できますし、何より初対面でなくなることで、患者さんとこちらの緊張も緩和されます。また、ご家族の希望もうかがえますし、お見舞いに来られる時間にリハ時間を合わせることも可能なわけです。

「でも、ほかの患者さんとのリハの予定が詰まっていて、そんな余裕なんてないし……」と思われた人、果たしてそうでしょうか？　私の勤めている病院では、セラピストは1日20単位を取得しています。自分の時間を少し削れば十分に調整は可能なのです。

考えてみてください。最初に20分程度自分の時間を使うだけで、その後の（最長）半年間を円滑に関わることができるとしたら、どちらがよいですか？　人間関係は初対面で決まるといっても過言ではありません。お互いにとって、良い出会いとするためにもちょっとの工夫をお勧めします。ここまでお読みになって「そんなの当たり前だよ」と思われたあなた。悲しいことに、当たり前でない現状が世の中には広がっているのです。

奪われた「能動性」

奪われた「能動性」。衝撃的なタイトルですね。いったいどういうことでしょうか？　大山ら(58)は、自力で外出可能な高齢脳卒中患者27名にアンケートを行い、閉じこもりになる要因を、転倒自己効力感（転倒しないという自信みたいなもの）と親しい友人・親戚の有無であるとしています。

また、中村ら(59)は、78名の閉じこもりの在宅脳卒中患者の活動状況を調べたところ、男女ともに受動的趣味・私的生活の頻度が高く、子どもの世話・娯楽・市民参加はきわめて低いことを明らかにしました。

つまり、転びやすいと自分で考えており、親しい友人がおらず、社会的な役割も希薄で、受動的になればなるほど閉じこもりやすいといえます。

しかし、考えてみてください。そもそも患者さんは、もともと能動的だったはずなのです。仕事だったり、家事だったり、育児だったり……もともとの性格などから程度の差はあれど、日々自分で考え、行動をしてきたはずなのです。それなのに、自分で行えそうな能力がある場合でも、靴を履かせてもらったり、食器を配膳してもらったり、車椅子を押してもらったり……。ほかにもそういう場面は多々みられ、それに対して誰も何の疑念を抱かない現状があります。

それには、理由があります。われわれ医療スタッフと入院中の環境が、患者さんが能動性を発揮する機会を奪っているのです。たとえば、入院中に、こんな光景を目にしたことはありませんか？

■リハ時間になると、（院内移動自立なのに）スタッフが迎えに来ている。

■更衣は自立しており、家族も頻繁にお見舞いに来るのに、病衣で生活している。

■リハの時間はまず寝かされ、いわれたことをただやっている。

■リハや食事以外の時間は離床を進めるという名目のため、ひたすら座らされている。

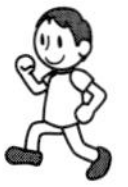

■退院する時、どんなサービスがあって今後の生活がどうなっていくか知らされていない。

また、退院後も同じことがいえます。

■通所サービスまで歩いていける距離なのに、いつも迎えに行っている。

■通所サービスでは職員が考えたプログラムだけが準備されている。

■訪問サービスがただの便利屋さんのようになっている。

これら以外にも、個々人で思いあたるところがあると思います。入院中から受動的になった患者さんが退院後に能動性を取り戻すのは一苦労。まさに、入院中の環境は「受動化育成プログラム」といっても過言ではありません。

ただし、誤解しないでください。私は、何もこれらすべてを必要がないとはいっていません。私も回復期リハ病院に勤める理学療法士ですし、以前は通所サービスに勤めていたので、人員配置の関係や対象者さんの性格・家族構成などから受動的なサービスが必要な時があることも重々承知しています。しかし、無目的に前述のような状況になっていないか。それを考え直すためにあえて提言させていただきました。

患者さんの能動性を、自然と引き出す介入をしていきたいものですね。

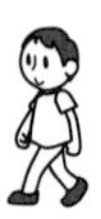

次は、患者さんの能動性を引き出すための、たったひとつの工夫について、お伝えさせていただきます。

能動性を引き出すたったひとつのこと

あなたは自分の行動を変える時にはどのようなことをしていますか?

ダイエットでも、勉強でもよいです。少し思い浮かべてみてください。

目標を紙に書いたり、できた時にご褒美を与えたり、他人に宣言したりと、人によってやり方はさまざま。

私は、かなり集中力がないほうなので、自宅にいるとさまざまな誘惑に負け、気がつけば横になってしまっていることも多いです。こたつは友だち。ですから、特に集中しなければならない時は場所を変えるようにしています。喫茶店だったり、図書館だったり……。

まさにこの章は、自宅近くの図書館にパソコンを持ち込み書いています。

どうしてそうするのでしょうか? 物事を始めるきっかけと、それを継続するきっかけにしようとしているからです。

そう、何事もきっかけ作りが大変なのです。誰でもきっかけさえあれば継続する力はあると思います。

「そんなことない。私は続ける力がない」と思っている人。あなたは、一週間のうちにまったく布団から出ないことはありますか？　1回も歯を磨かなかったり、身体をまったく洗わないことは？

おそらく、一人もいないと思います。それはなぜか？　続ける力があるからです。環境の中で当たり前に行い過ぎて、意図的な行動から無意識での習慣となっているので、続ける力とは認識しないだけ。そして、それをしないことのデメリットが、行うきっかけ作りの面倒臭さよりも勝っているからです（仕事に遅刻できない、虫歯になる、悪臭を放つなど……）。

誰でも続ける力はもっているのです。そしてそれは、患者さんにも当てはまります。ただ、先ほど述べたとおり脳卒中後の喪失体験と入院生活の影響で、受動的にならざるを得ない状況なのです。

入院中に能動的になるきっかけを作れないのだから、退院後に能動性を取り戻すことも、継続させることも難しいのは容易に想像がつきますよね？

では、どうしたらいいのでしょう？　あなたが何かやらなければならないことを始める時、どうするかを思い出してください。目標を紙に書いたり、できた時にご褒美を与えたり、他人に宣言したり、場所を変えたり……。

これらに共通することは、何でしょうか？

それは、**環境設定**です。環境を変えることで、行動を変えようとしているのです。壁に目標を書いた紙(環境因子)を貼ることでやる気を起こす。決めたことを行った時に、ご褒美（環境因子）をあげることで次のモチベーションを高める。他人（環境因子）に宣言することで引けない状況を作る。

では、環境設定といっても具体的にどうすればいいのか？

あなたがなにげなく行っているこれらのことを、患者さんに置き換えてみてください。たとえば、事前にリハ時間をお伝えし待ち合わせ場所も決めておくことを習慣にすることで時間の管理能力が培われますし、患者さんと話し合いながらリハを進めていくことで、患者さんのほうからアイデアを出してくれたりと、課題に対する取り組み方が変わることも多々あります。通所サービスでは事前に何をやりたいかのアンケートをとり、費用・時間を考慮し、実現可能なものを1日のプログラムに組み込むこともできると思います。

すべて私の考えをお伝えすることは簡単ですが、ここはひとつあなたの考えを聞かせてください。

次頁に、穴埋めできる余白を用意しましたので、あなたなりの考えを書き記してみてください。そして、約束してください。書き記したことは、**必ずひとつは、3日以内に実行してみる**と。

結果的に成功したか否か。それは問いません。あなた自身が考えた患者さんが能動的になるための取り組みを実行すること。このことが何より重要だと思います。

また、気が向いたらでかまいません。プロフィールに、私のFacebookのQRコードが載っていますので、あなたの考えたアイデアを私に教えてください。もしあなたがよろしければ、そのアイデアを私のタイムラインで随時公開させていただきます。

皆で一緒に患者さんが能動的になることができるアイデアを共有していきましょう！

ぜひ職場の同僚にも意見を聞いて、あなたたちだけのアイデア集を完成させてください。

入院中……

■リハ時間になると

■更衣は自立している人は

■リハの時間は

■リハや食事以外の時間は

■退院する時

■

■

■

退院後……

■通所サービスの送迎

■通所施設では

■訪問サービスでは

■

どうでしたか？　脳卒中経験者について日々真摯に考えているあなたならいくつか浮かんだと思います。環境設定を工夫して能動性を損なわせないようにしていきたいですね。

押し売りに注意

脳卒中経験者はただでさえ非常に大きな喪失体験をしています。昨日まで歩けていた脚をみて、ご飯を食べていた手をみて、自分の身体はどこまで回復するのか？　本当に治るのだろうか？　家に帰れるだろうか？　仕事へ戻れるだろうか？　さまざまな思いに押しつぶされそうになっています。起き上がったり、歩いたり、食事をしたり……。

どうやったら、目の前の行為を行えるようになるか。自分の身体が動くようになるのか。自分なりに考えています。全然起き上がれなかったけど、非麻痺側で手すりを引っ張ればどうにか起きられた。足が引っ掛かるのが怖いから、下をみて確認しよう。麻痺側の手は使いづらいから、食事の時は非麻痺側だけで食べよう。

ようやくみつけた自分なりのやり方。

それを、

「○○さん、手すりは引っ張らないで！」

「○○さん、前をみて歩いて！」

「○○さん、（麻痺側の）手も動くんだから、両手を使って食べて！」

一方的に突きつけられたその言葉に、患者さんはどう思うでしょう？　セラピストは、自身が思う正常に対象者を当てはめてしまうことが多いと思います。

手すりは引っ張らないで起き上がってください。足もとばかりみないで歩いてくださ い。食事の時は麻痺側も使用してください……。もちろん、機能回復に必要だからいっている言葉なのは理解できます。

理学療法士でもある、私は。

ただ、ついこの間まで、脳卒中という病気について深く考えたことのない脳卒中患者はどうでしょう？　十分な説明と、心からの同意が得られない状態でのその言葉は暴力と一緒。患者さんは、やりたくてもできないのです。私も理学療法士となってから似たような苦い経験がありました。

以前の私は、自らが患者だったこともあり、どう患者さんをよくするか、そればかりを考えていました。そして、それを知らず知らずのうちに押しつけていた。自分として

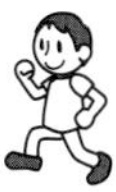

は十分な説明と同意を得たつもりでしたが、相手はそれに理解を示す反応はしていたもののの心からの同意ではなかった。結果的に関係性が崩れてしまった苦い経験もありました。

確かに、より正常に近づけるために機能的なアプローチをすることは重要です。しかし、皆が皆、紋切り型にセラピストの考える「正常」を受け入れてくれるかといえばそうではないのです。

そんな時は、患者さんが安心できるところと、セラピストの追い求める正常の最大公約数的なところを提案し、同意を得たうえでアプローチするという柔軟性が必要ではないでしょうか。

たとえば、セラピストが長下肢装具を用いて、後方介助で手放し歩行をしてもらいたいと思ったとしましょう。麻痺側股関節周囲の低緊張と、非麻痺側への体重移動不足は介助で担保できると判断し、非麻痺側の過剰努力を防ぎ、良アライメントで左右の前型交互歩行をしたいと。

しかし、患者さんが少しでも麻痺側に体重をかけることが怖すぎると拒否したとしましょう。その時に、無理やりにやらせるのではなく、まずは立位で体重移動を促して、荷重感覚に慣れてもらったり、手すりをつかんで非麻痺側優位の歩行でもよいから、歩行という行為に身体的にも精神的にも慣れてもらい、そのうえで手放し歩行へ進むという過程もあるということです。もちろん、患者さんが麻痺側に荷重をかけたり、左右の体重移動をしたりできるように介助する工夫は必要ですが。

たとえ入口は違っても、目指すべきゴールが一緒ならばある程度の柔軟性は必要なのではないでしょうか。山がどこから登っても頂上に近づくのと同じように。

また、時には待ってあげるゆとりをもつことも重要です。というのも、われわれセラピストは、ひとつ課題をクリアしたら次の課題を提供し、その課題をクリアしたらまた次の課題へと進んでいきますが、患者さんが精神的にその速度に追いついていないこともあるからです。

発症当時の私のように、次から次へ新しい課題を猛烈に求める患者さんばかりではないということです。やっとできたその課題。それは、まだできるか不安な課題でもあります。その時点での最大能力を用いて、ようやくできた課題に慣れていないうちに次のステップに移ってしまった時。それは、その患者さんにとっては自分の手の内をさらけ出し、もう何もない状態に等しいのです。

あなたも、給料日までまだ日数がある時に、貯金がなくなったら不安になるでしょう？　何事も、ただ紋切り型にアプローチするのではなく、個々人に合わせた介入が重要だと思います。

ちょっとブレイク

障がい者とは？

あなたにお聞きします。障がい者の定義とはなんですか？

大辞泉によると「身体障害・知的障害・精神障害（発達障害を含む）その他の心身の機能の障害があり、障害および社会的障壁によって継続的に日常生活や社会生活に相当な制限を受ける状態にある人」とあります。でも、私からするとこれには違和感を覚えます。それはなぜか？

この定義だと「障がい」が画一的に線引きされていますよね？　たとえば、私は右手が震えてしまうので文字は左手で書いています。運動麻痺の影響から、全力疾走はできません。確かにその点では「障がいをもった人＝障がい者」であることは間違いないのですが、左手で文字は書けますし、健常者と変わらない速度で歩くことができます。たとえば、車椅子での生活を余儀なくされている人でも、会話ができる場合や非麻痺側の手でご飯を上手に食べることはできるかもしれません。

つまり、障がい者の中にも、健常者と変わらない部分は含まれているのです。本人ができる部分に焦点を当てて、画一的な介助ではなく、その人の意思を尊重し関わっていただけると障がい者に対する無意識の線引きが薄れると思います。

もちろん障がいの部分への配慮は必要です。しかし、それが本当に障がい者の望んでいることなのか、本人の声を聞く習慣をつけたいものです。

私が思う医療・介護職に必要なこと

あなたにお聞きします。医療、介護職に必要な要素とは何でしょうか？

どんな患者さんにも対応できるような知識力？　それともその知識を体現するための技術力？　または知識や技術を臨床に適応させることのできる思考力？

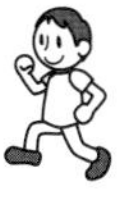

医療・介護職に携わる人々に必要な能力は実に多岐にわたります。その中で脳卒中経験者だった理学療法士である私が思う、医療・介護職に最も大切なこと。

それは、**人間力**です。これがないと、前述の三つがいくらあっても効果は半減します。人間力については公式な定義はありませんが、内閣府「人間力戦略研究会」(60)によると、「社会を構成し運営するとともに、自立した一人の人間として力強く生きていくための総合的な力」とあります。

私は、医療・介護職にとっての人間力とは、「患者さんのために真摯に向き合った結果としてその人の行動を変えることができる力」だと思っています。

対象者と関わることで、その人の心を動かす力。それが人間力ではないでしょうか。こればかりは教えられるものではありませんし、そもそも私自身、教えられるほどの人間力はありません。常に意識をしていることですが、奥が深いです。

ここまでお読みいただいて、勘の鋭い人はお気づきになったかもしれませんが、良くも悪くも、対象者の行動を変える可能性をもった**セラピストは、最大の環境因子である**ともいえます。先に述べたとおり、確かに環境は人を変えます。ならばわれわれは、その人間力で**環境を変えられる人**を目指しましょう。

一線を越えない

能動性が重要なのは、よくわかった。でも、能動性を押しつけ過ぎてはいけない……。難しいですよね？

ご高齢でそもそも能動的な要素が少かったり、個々人でももともとの性格に違いもあります。前の施設で、どっぷり受動的になってこられる人もいらっしゃいます。そういった人を担当された経験はどなたでもおもちだと思います。特に学生や若手のセラピストは経験が浅いぶん戸惑いも大きいと思います。

よく、学生や若手セラピストから質問される中で、「どうやったらうまく歩かせられますか？」と聞かれることがあります。気持ちは痛いほどわかるし、患者さんをよくしたいという気持ちもひしひしと伝わります。

でも、ダメなんです。「歩かせられますか？」だと、何か違うのです。

歩くのは、あくまで患者さん。「歩かせられる」ではなく、「歩いてもらう」なんです。操り人形じゃないんだから。「そんな些細な……」。言い回しの問題じゃないか」そう思われるかもしれません。でも、けっこう重要なんです。

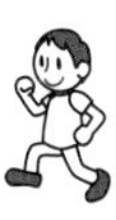

患者さんによくなってもらおうと思うあまり、境界を越えてはいけません。歩くのは、あくまで患者さんなのです。

セラピストは、確かに最大の環境因子になり得ます。しかし、できることは、あくまで回復の「お手伝い」。患者さんが主体性をもって、能動的に課題に取り組めるように関わることが何より重要だと思います。

ちょっとブレイク

依存の対義語は？

ここまで脳卒中経験者の能動性の重要さ、主体性をもつことのメリットについてお伝えしてきました。

さて、そんなあなたにひとつ質問です。

依存の対義語は何ですか？

…そう、自立ですよね。

でも、はたしてそれは本当でしょうか？

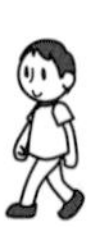

東京大学の熊谷晋一郎医師は、脳性まひでありながら医師免許を取得されたという、当事者ドクターです。そんなご自身の体験から、こんなことを仰っています。

「自立の対義語は、依存ではない」それはいったいどういうことなのでしょうか。

たとえば、あなたがビルの3階にいるとします。そのビルの1階で、火災が起きました。

あなたが健常者であれば、エレベーターで逃げることができますし、階段やはしごで逃げることもできます。つまり、依存できるものの数は三つです。

でも、たとえば車椅子の障がい者だったとしたら、エレベーターで逃げることしかできませんよね？　ということは、依存できるものの数はひとつです。つまり、自立に近づけるためには、依存先を増やすことが大事であるということです(61)(**図37**)。

具体的な例を、知人の脳卒中経験者になぞらえてみましょう。

彼は、若い時の医療ミスにより低酸素脳症を患い、四肢麻痺で閉じ込め症候群（自らの力で声も出せないため、わずかな筋肉の収縮を介助者が感じとり、コミュニケーションをとっています。94頁）となりました。一人暮らしをしていますが、ヘルパーさんなどの介護者は欠かせません。私だったら、気が合ったり、介護能力の高い人に多く来てもらいたいと思ってしまいます。

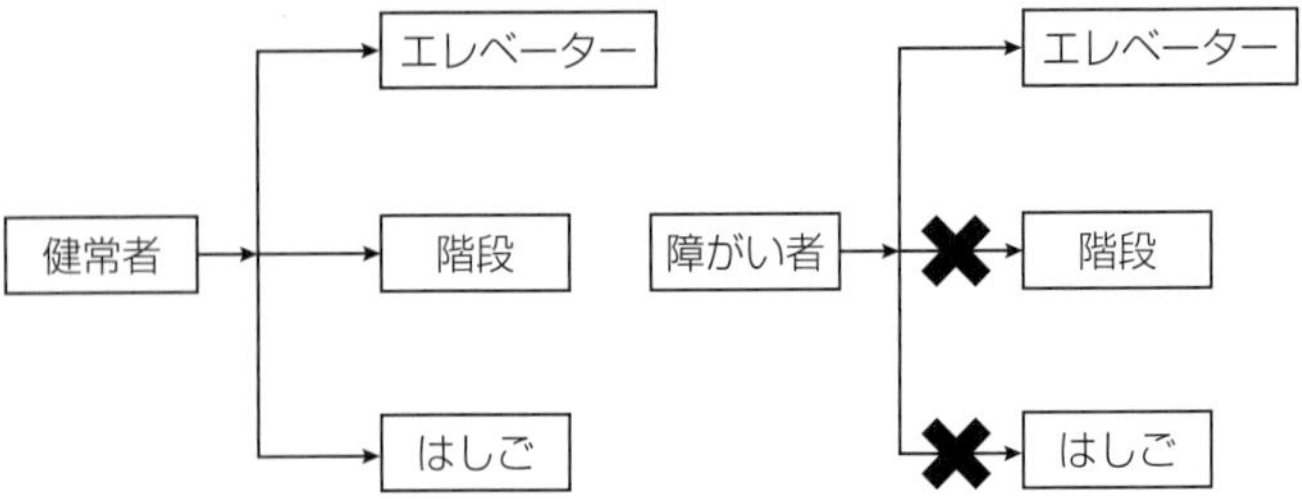

図 37　依存先の多さが、自立度を上げる

あなたはどうですか？

彼は違います。「お気に入りを作ってしまうと、その人がもし来なくなった時に自分は何もできなくなってしまう」つまり、依存先がひとつになるリスクを避け、あえて依存先を分配しているのです。

障がいを負った人は多かれ少なかれ「孤独感」を感じていると思います。

「私の気持ちは、誰もわかってくれない」。家に閉じこもる脳卒中経験者、特に若年者には多いそうです。その状態だと、依存する場所＝0。依存と自立の関係を考えると、精神的にも、身体的にも、最も自立から遠ざかってしまいます。

では、どうしたらよいか？

私は、「独りじゃないよ！」と伝えてあげることが重要だと思っています。たとえば、地域の患者会を検索してみたり、院内で患者さん・ご家族を対象に病気に対する理解を深める勉強会を開催してみたり。私が関わっている脳卒中者友の会の活動はまさにそのような役割があると思っています。

能動性は正義ではない

私は元来疑い深い性格です。

すべての事柄に適応となる答えはないと思っていますし、それは当然だと思います。あくまで、この本で述べさせていただいた内容は一個人の脳卒中経験者・兼理学療法士が感じる主観です。この内容がすべての脳卒中経験者に共通とは到底思っていませんし、脳卒中経験者の数だけ、忸怩たる思いがあると思っています。この主観はあくまで私のもの。大切な、私の経験（財産）です。

それでも、たくさんの脳卒中経験者と関わる中で、確かに共通する部分は多くありました。ここまでお読みいただいたあなたならおわかりいただけるかと思いますが、ひとつの答を盲目的に信じるのではなく、常にあなたの目の前の患者さんの主観を引き出し、結果的に能動性・主体性を引き出せるアプローチが必要だと思います。

さらに、あなたを混乱させることを伝えます。

主観は大事です。能動性も大事です。

しかし、それだけが唯一の答えであるとは思わないでください。時と場合によっては、主観を聞くことで関係性が崩れることがあります。能動性を心から欲していない人もいらっしゃいます。ひとつ答えがあるとしたら、「絶対」なんて、「絶対にない」ということ。

安易な答えに飛びつくのではなく、トライ&エラーを繰り返し、あなたと患者さんとの関わり合いの中で答えを探していくことをお勧めします。

私が思うリハとは

ここにひとつの写真があります。真っ暗な湖の上。月の光が、まるで一筋の光のように水面を照らしています（図38）。

私は、毎日毎日先のみえないリハを行っていく中でこう感じていました。

「暗闇の中を、細く儚い光の糸を切れないように、見失わないように、ゆっくりとた

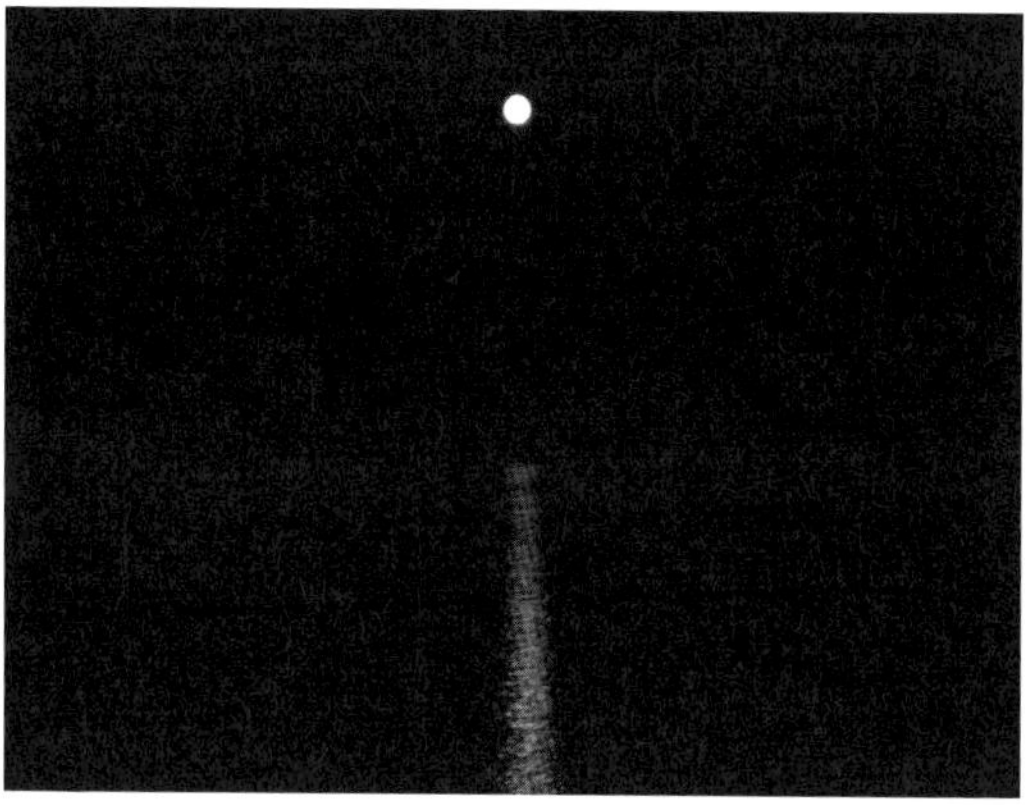

図 38　暗闇を照らす、一筋の光

どっていく作業」だと。もし、目の前の患者さんが暗闇の中でもがいているなら。**私たちで照らしましょう。**一番大切なことは、患者の主観と、専門職の客観。この二つが乖離しないように学習（適応）を進め、身体的にも、精神的にも自立し、主体性をもった人生を過ごせるようにすることではないでしょうか。

受身のリハは、もうやめませんか？

epilogue

最後のお願い

最後に、ひとつだけお願いがあります。冒頭の質問をもう一度させていただきますので、最後の空欄に書き込んでみてください。

あなたには、大切な家族や恋人、仲のよい友人はいますか？

育ててくれた両親。

喧嘩することも多いけど、信頼し合える兄妹。

大好きなあの人。

久しぶりに会っても、すぐに時間を埋められる友人。

何人の顔が思い浮かびましたか？　今までの思い出を、できるだけ鮮明に思い浮かべてください。目を閉じ、できるだけ鮮明に思い出してみてください。……思い浮かびましたか？

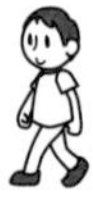

ある日、その人が脳卒中になりました。半身麻痺、感覚障害、運動失調、高次脳機能障害……。

人生に絶望し、泣きじゃくっている時。

あなたは、何をしてあげられますか？

あとがき

最後までお読みいただき、ありがとうございます。いかがでしたでしょうか？

拙文で恐縮でしたが、あなたに少しでも脳卒中経験者の主観の大切さ・主体性（能動性）に焦点を当てた関わりの重要性を伝えることができていましたら幸いです。

一介の脳卒中経験者に過ぎなかった私が、医療職である理学療法士となり、患者さんの人生を左右しかねないやりがいのある仕事に就くことができました。日本全国で講演にお呼びいただき、書籍を執筆させていただく機会を得ることもできました。患者会で活動させていただく中で、さまざまな人々と出会い、笑い合うことができました。

これには、間違いなく入院中・退院後を含め、支えてくれた人たちの存在が欠かせません。母親は、毎朝片道1時間かけお見舞いに来てくれました。毎日だと身体がきついだろうからと断っても、「自分が安心するから」と毎日来てくれました。父は、頻繁に見舞いに来ることはできなかったけれど、日記を用意してくれたり、携帯電話を用意してくれたりと、要所要所で温かい気づかいをくれました。

入院中、主治医であったN先生は、混沌の沼の中にいる私を、その凛とした態度と徹

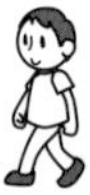

底した原因究明の姿勢で引き上げてくれました。

ジムの会長やトレーナーは、たびたび面会に訪れてくれ、元気づけてくれました。先輩の鳥海さんは、格闘技好きの私のために、K-1ファイターを連れて面会に来てくれました。先輩であるはぜきさんの、「拾った命、どう使おうがお前の特権」という言葉は、今でも心の支えになっています。よく練習を一緒にしていた丸ちゃんは、ボクシングの試合前後で面会に来てくれて勇気づけてくれました。友人の小倉は、入院している僕より顔色が悪く、こっちが心配になるほどでした。友人の健一は、入院したと聞いたとたんに誰よりも早く駆けつけてくれ、面会謝絶で僕と会うことができず怖くて見舞いに来れなくなったといっていました。秘密結社の心友たちは、発症前となんら変わらない接し方で病院の面会時間を過ぎてもバカ話をしてくれました。

前職の社長である夏目さんは、くだらないガキンチョだった私に目をかけてくださり、がんでお亡くなりになるまでずっと気にかけてくださいました。

聡美さんをはじめとする親戚は、当たり前のように頻回にお見舞いに来てくださり（約1名を除いて。笑）、病状を案じてくれました。

ワールドウィングで担当していただいたトレーナーの皆さんは、「回復限度なんてな

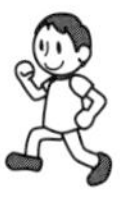

い」と私に身をもって教えてくれました。ワールドウィングで知り合った仲間は、トレーニング漬けの毎日にゆとりをもたせてくれました。リハの専門学校の友人・先生方は、大変な毎日を明るく照らしてくれました。実習で関わらせていただいた患者さんや先生方は、私に理学療法士のやりがいを教えてくださいました。

理学療法士となって就職した病院では、旭俊臣院長、関口良一部長をはじめとする素晴らしい上司・同僚に恵まれ、患者さん主体の臨床を送らせていただいています。神経内科医の石原健司先生には、本書の校正までしていただきました。患者会で知り合ったさまざまな脳卒中経験者の方々は、私に脳卒中経験者の可能性を教えてくれました。私が代表を務める、「脳卒中フェスティバル」の実行委員のみんなは、至らぬ私のケツをたたき、一丸となって脳卒中経験者と心から笑い合えるイベントを創ってくれています。

誰より大切な妻は、私が毎週末何かしら予定が入り、なかなか一緒の時間をとれない中でも献身的に支えてくれています。二人で笑い合える時間は、私にとって何よりかけがえのない時間です。

私は、自慢できることなんて何ひとつない人間です。ただ、たったひとつ自慢できることがあるとしたら、それは家族であり、仲間だと思っています。

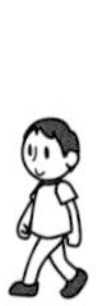

脳卒中はある日突然大切なものを奪っていきます。半身の自由、明瞭な思考、流暢な言語、やりがいのある仕事、大事な収入、大切な夢……。唐突に、容赦なく世界を自分とそれ以外に切り離していきます。

そんな時、支えとなってくれるものが家族・仲間との大切な絆なのです。自分一人では乗り越えられない試練でも、みんながいるから、乗り越えていけるのです。進化の過程で、体力的に劣る人間は、コミュニケーションをとり、集団を形成する中で生き延びてきました。人は社会的動物です。一人では生きていけないのです。

本書を書き上げる中で、改めてこのことを痛感しました。みなさん、本当に本当にありがとうございます。

最後に、素晴らしい機会を与えてくださった三輪書店の青山智氏、丁寧な対応で私をサポートしてくださった山中恭子氏、出会いのきっかけをくださった黒木一輝・美和子ご夫妻、そして拙書を手に取り最後までお読みくださったあなたに深く感謝を申し上げて、おわりの言葉と代えさせていただきます。

平成29年9月吉日

小林　純也

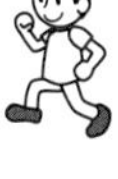

文献

（1）国立循環器病研究センター：循環器病情報サービス〈http://www.ncvc.go.jp/cvdinfo/disease/stroke.html〉

（2）平成25年度循環器病研究開発費 小中学生に対する脳卒中啓発手法の確立に関する研究．〈http://kintenka.stroke-ncvc.jp/〉

（3）医療情報科学研究所（編）：病気がみえる vol. 7 脳・神経．メディックメディア、２０１１、58

（4）一般社団法人回復期リハビリテーション病棟協会〈http://www.rehabili.jp/visitor.html〉

（5）石原健司：ＣＤ-ＲＯＭでレッスン 脳画像の読み方．医歯薬出版、２０１０

（6）酒向正春（監）、大村優慈（著）：コツさえわかればあなたも読める リハに役立つ脳画像．メジカルビュー社、２０１６

（7）原 寛美、他（編）：脳卒中理学療法の理論と技術 第1版．メジカルビュー社、２０１３

（8）阿部浩明、他：拡散テンソル画像・拡散テンソルトラクトグラフィーの理学療法領域における臨床応用．理学療法学 **43**：３４９-３５７、２０１６

（9）後藤文男、他：臨床のための神経機能解剖学．中外医学社、１９９２

（10）田崎義昭、他：ベッドサイドの神経の診かた 改訂17版．南山堂、２０１０、１４３、１５９

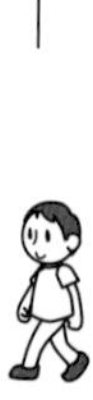

(11) 後藤文男、他：臨床のための神経機能解剖学．中外医学社、1992　3
(12) 原　寛美：脳卒中運動麻痺回復可塑性理論とステージ理論に依拠したリハビリテーション．脳外誌 **21**：516-526：2012
(13) 大川弥生、他：脳卒中片麻痺患者の廃用性筋萎縮に関する研究：「健側」の筋力低下について．リハ医学 **25**：143-147、1988
(14) 高草木薫：運動機能の神経機構．土屋和雄、他（編）：身体適応—歩行運動の神経機構とシステムモデル．オーム社、2010、1-24
(15) 松山清治、他：脳幹歩行中枢と網様体脊髄路・赤核脊髄路．*Clin Neurosci* **33**：755-757、2015
(16) Bear MF、他（著）、加藤宏司、他（監訳）：神経科学—脳の探求．西村書店、2007、356
(17) 松澤　正、他：理学療法評価学 第2版．金原出版、2009、182
(18) 岩村吉晃：神経心理学コレクション タッチ．医学書院、2001、41
(19) von Holst E：Relations between the contral nervous system and the peripheral organs. *Br J Anim Behav* **2**：89-94、1954
(20) Ada L, et al：Strengthening interventions increase strength and improve activity after stroke：a systematic review. *Aust J Physiother* **52**：241-248、2006

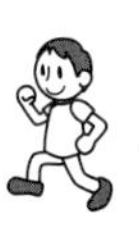

(21) 小山裕史：初動負荷理論による野球トレーニング革命．ベースボールマガジン社、1999、42
(22) 小山裕史：小山裕史のウォーキング革命～初動負荷理論で考える歩き方と靴．講談社、2008
(23) Hodges PW, et al：Inefficient muscular stabilization of the lumbar spine associated with low back pain. A motor control evaluation of transversus abdominis. *Spine* **21**：2640-2650, 1996
(24) Perry J, 他（著）、武田　功、他（監訳）：ペリー歩行分析　正常歩行と異常歩行　原著第2版．医歯薬出版、2012、20、351
(25) Neumann DA（著）、嶋田智明、他（監訳）：筋骨格系のキネシオロジー．医歯薬出版、2008、556、559
(26) 山本澄子：正常歩行と片麻痺のバイオメカニクス．阿部浩明、他：脳卒中片麻痺者に対する　歩行リハビリテーション．メジカルビュー社、2016、12-27
(27) 建内宏重：足関節と股関節間の運動力学的協調関係．樋口貴広、他：姿勢と歩行―協調からひも解く．三輪書店、2015、126-130
(28) 丹治　順：脳と運動―アクションを実行させる脳　第2版．共立出版、2009、31
(29) Lieber RL（著）、望月　久（監訳）：骨格筋の構造・機能と可塑性―理学療法のための筋機能学　原著第3版．医歯薬出版、2013、87

(30) 河島則天、他：歩行運動を実現する神経システム．理学療法 **29**：727-734、2012
(31) 高杉　潤：感覚障害．吉尾雅春、他（編）：標準理学療法学　神経理学療法学．医学書院、2013、89-90
(32) Bähr M、他（著）、花北順哉（訳）：神経局在診断―その解剖、生理、臨床．文光堂、2016
(33) 中野　隆（編著）：機能解剖で斬る神経系疾患．メディカルプレス、2011、190
(34) 森岡　周：視床障害に対するクリニカルリーズニング．吉尾雅春、他（編）：標準理学療法学　神経理学療法学．医学書院、2013、285
(35) 平山惠造、他（編）：脳血管障害と神経心理学．医学書院、2013、391
(36) 森岡　周：リハビリテーションのための脳・神経科学入門　改訂第2版．協同医書出版、2016、70
(37) McCloskey DI, et al：Sensory effects of pulling or vibrating exposed tendons in man. *Brain* **106**：21-37，1983
(38) 医療情報科学研究所：病気がみえるvol. 7　脳・神経．メディックメディア、2011、198
(39) 高橋　弦：みえる腰痛　体性感覚構造図―運動器疼痛の診断のための示説．南江堂、2012、6
(40) 高崎眞弓（編）：ペインクリニックに必要な局所解剖．文光堂、2003、62
(41) 網本　和、他：半側空間無視例における視覚的垂直定位障害と坐位平衡機能の関連について．理学療法

学　**19**：1-6、1992

（42）Karnath HO, et al : The origin of contraversive pushing : evidence for a second graviceptive system in humans. *Neurology* **55**：1298-1304、2000

（43）Holmes G : The symptoms of acute cerebellar injuries due to gunshot injuries. *Brain* **40**：461-535、1917

（44）Bastiah AJ, et al : Cerebellar ataxia : torque dificiency or torque mismatch betuceh joints? *J Neurophysiol* **83**：3019-3030、2000

（45）市橋則明（編）：運動療法学　障害別アプローチの理論と実際 第2版．文光堂、2014、331

（46）中村隆一、他：基礎運動学第6版．医歯薬出版、2003、451

（47）樋口貴広、他：姿勢と歩行—協調からひも解く．三輪書店、2015、193

（48）廣實真弓、他（編）：Q&Aでひも解く高次脳機能障害．医歯薬出版、2013、2

（49）石合純夫：高次脳機能障害学 第2版．医歯薬出版、2012、1、30、61、69

（50）内閣府（編）：平成28年版高齢社会白書．〈http://www8.cao.go.jp/kourei/whitepaper/w-2016/zenbun/28pdf_index.html〉

（51）Bear MF、他（著）、加藤宏司、他（監訳）：神経科学—脳の探求．西村書店、2007、442-446

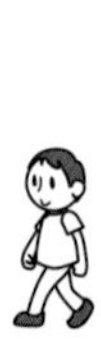

(52) 松本 元、他（編）：情と意の脳科学―人とは何か．培風館、２００２、29
(53) Garcia-Molina A：Phineas Gage and the enigma of the prefrontal cortex. *Neurogia* **27**：３７０-３７５、２０１２
(54) 上田 敏：障害の受容―その本質と諸段階について．総合リハ **8**：５１５-５２１、１９８０
(55) 坂上由香、他：回復期リハビリテーション病棟入院患者における自宅退院後の生活空間の変化と要因について（第1報）．第50回日本理学療法学術大会抄録集、２０１５〈http://www.jstage.jst.go.jp/article/cjpt/2014_0160/pdf〉
(56) 鍋島益弘、他：高齢者のための歩道舗装における適正な硬さ範囲．土木学会論文集（７８８）：１１７-１２６、２００５
(57) 鬼塚信弘、他：舗装の物理性状と下肢の筋活動の関係性．舗装 **51**：23-27、２０１６
(58) 大山幸綱、他：在宅における脳卒中患者の閉じこもりに関連する要因解析：自力で外出可能な患者の検討．高知リハビリテーション学院紀要 **10**：45-50、２００９
(59) 中村隆一、他（編）：新版 脳卒中の機能評価と予後予測．医歯薬出版、２０１１、43
(60) 内閣府：人間力戦略研究会報告書．〈http://www5.cao.go.jp/keizai1/2004/ningenryoku/0410houkoku.pdf〉
(61) 東京人権啓発センター：インタビュー「自立は、依存先を増やすこと 希望は、絶望を分かち合うこと」

ＴＯＫＹＯ人権56号，平成24年11月27日〈https://www.tokyo.jinken.or.jp/publication/tj_56_interview.html〉

小林純也（こばやし じゅんや）　認定理学療法士（脳卒中）
旭神経内科リハビリテーション病院/NPO 法人日本脳卒中者友の会

1982 年生まれ。

高校卒業後、プロボクサーを目指し日々練習に没頭していたが、プロテスト直前、シャドーボクシング中にジムで倒れる。病名は脳梗塞。運動麻痺、感覚障害、運動失調、高次脳機能障害と、多様な症状を経験する。懸命のリハビリで社会復帰を果たし、ボクシングも再開する。引け目を感じていた「障がい」を「強み」へ変えるため、理学療法士を志し、2013 年に理学療法士免許を取得。

現在は、回復期リハビリテーション病院で臨床を行う傍らで、脳卒中の患者団体で活動している。また、脳卒中経験者の主観を伝え、障がいを体感することのできる講習会「脳卒中患者だった理学療法士が伝える、本当の事」は、医療・介護職者・学生と受講者の職種や臨床経験にかかわらず評判を呼び、日本全国で講演依頼が後を絶たない。

脳《のう》卒中《そっちゅう》患者《かんじゃ》だった理学療法士《りがくりょうほうし》が伝《つた》えたい、
本当《ほんとう》のこと

発　行　2017年9月19日　第1版第1刷©
著　者　小林純也
発行者　青山　智
発行所　株式会社 三輪書店
〒113-0033　東京都文京区本郷6-17-9　本郷綱ビル
☎03-3816-7796　FAX03-3816-7756
http://www.miwapubl.com
装　丁　株式会社 イオック
印刷所　三報社印刷 株式会社

ISBN978-4-89590-606-7 C3047